남창규 박사가 쓴

인체파동원리

남 창 규

약력
현 충북 제천 남창규한의원 대표원장
전 인체파동원리 학회장
전 세명대 한의과대학 교수
전 세명대 부속한방병원 의무부원장

학력
부산 사직고등학교 졸업
동국대학교 한의대 졸업
대전대 부속한방병원 한방내과 전문의 수료
대전대 대학원 한의학 석사 학위 취득(한방내과학 전공)
원광대 대학원 한의학 박사 학위 취득(한방내과학 전공)

경력
2003년 경향신문 선정 전국 주요 한방병원 '중풍명의'
2003년 경향신문 선정 전국 주요 한방병원 '고혈압명의'
2006년 도하 아시안게임 사이클대표팀 닥터
2006년 대한사이클연맹 공로상 수상
2008년 뉴스웨이신문사&스포츠한국 선정 '올해의 숨은 명장'
KBS, SBS(CJB) TV · 라디오 방송 출연 및 일간스포츠 등 신문 · 잡지 칼럼 기고
익산시민대학, 강원도소방학교, 현대중공업노조, 한국담배인삼공사노조, 한국전자공업협동조합, 농협충북본부 등 지자체, 기업체 및 일반인 대상 건강강좌 250여 회 강연

남창규 박사가 쓴

인체
파동
원리

원 리 편

- 남창규 지음 -

좋은땅

근거중심의학에 입각한
객관적인 임상 연구를 기대하며

가설을 설정하고 실험을 통해 증명한 후 실제에 적용하는 서양의학과 달리, 한의학은 반복된 경험을 통하여 근거를 쌓은 후 그 이론을 정립한다. 인체에 적용하기에 앞서 자연 현상의 규칙성을 발견하고 직관적인 통찰을 통하여 생명 현상의 이치를 해석한 후 사람에게 적용한다.

이때 관찰자는 격물치지(格物致知)의 자세를 견지한다. 나무 한 그루, 풀 한 포기 속에 숨어 있는 탄생과 성장 그리고 사멸의 법칙을 관찰하여 생존을 위한 전략의 의미를 풀어내는 것이다.

여기 격물치지의 자세로 파동원리만 궁구(窮究)한 한의사가 있으니, 남창규 박사다. 그는 학창 시절부터 전국의 산야를 여행하며 세상 공부를 하면서 스스로 성찰하였다. 또한 좀 더 자연과 하나됨을 느끼기 위해 야영까지 하면서 공부하였다. 이렇게 자연과 더불어 살면서 자연 관찰을 통하여 인체에 대비한 후 그 원리를 터득하고 오랜 임상을 통하여 이론적인 틀을 정립하기 위해 노력한 사람이다.

그가 인체파동원리 창안자 박종부 선생을 만나 파동원리의 대가가 된 것은 어쩌면 당연하다고 볼 수 있다.

한의학은 밸런스(balance) 의학이다. 인체가 어떤 원인으로 인하여 균형이 무너졌을 때 그 대가(代價)로 받는 것이 질병이다. 이때 무너진 균형 상태에서 균형을 이루기 위해 형성된 힘의 원리를 이용하여 치료하는 것이 파동원리이다.

어긋난 시소의 균형을 잡는 방법은 반대편에 무게를 더해 균형을 맞추는 것이다. 이를테면 점과 흉터, 상처 그리고 이목구비(耳目口鼻)와 몸통의 균형 여부이다. 여기에서 불균형의 모순점들을 관찰하여 진단한 후 그곳에 침이나 지압, 충격 등 물리적 자극을 가해 힘의 균형을 맞춰 건강을 찾아가게 한다.

인체파동원리는 대중에게는 생소하고 새로운 영역일 수 있으나, 질병을 인체의 균형이 무너졌을 때 나타나는 현상으로 관찰하여 파동원리의 관점에서 해석하고, 반복적인 임상경험을 통해 이론으로 정립한 원리라고 할 수 있다.

이 책을 통해서 파동원리를 이해하고, 그에 상응하는 치료와 일상생활에서 스스로 균형을 맞추기 위해 노력한다면 인체에 내재된 자연 치유력을 극대화하여 건강을 회복할 수 있을 것이다.

앞으로 인체파동원리에 대하여 근거중심의학에 입각한 객관적인 임상 연구가 지속적으로 이루어져 인류의 건강에 이바지할 수 있기를 기대한다.

전 대한중풍학회 회장

전 대한한방내과학회 회장

전 전국심계내과교수협의회 회장

전 원광대학교 익산한방병원장

현 원광대학교 한의과대학 교수 한의학 박사 **문병순**

누구나 접할 수 있는
인체파동원리의 가정한의보감

얼마 전에 남창규 박사로부터 전화가 왔다.

"선생님! 제가 이번에 한의학에 관련하여 새로운 책을 한 권 펴내려고 하니 초고를 한번 살펴봐 주셨으면 좋겠습니다. 부탁드리겠습니다."

나는 난데없이 깜짝스러운 부탁에 조금 당황하여 "한의학에 문외한(門外漢)인 내가 그런 일이 가능한가?" 하며 고사하였으나 "제가 펴내려는 책은 한의학을 전공한 사람이나 일반인 누구라도 쉽게 알 수 있도록 쓰려고 노력하였으니 선생님께서 일반인이라는 측면에서 먼저 한번 살펴봐 주십시오." 하며 간곡한지라 엉겁결에 어쩔 수 없이 응하고 말았다.

남 박사는 나와 각별한 사이이다. 초등학교 6학년 때 내가 가르친 제자였다. 그것도 무척 아끼는 제자였다. 개신교회 목사님이신 부친의 훈육으로 어릴 때부터 신앙심이 깊고 남

달리 영특하였으며 매사에 신중하면서도 진취적인 모범생이었다. 그런 인연은 초등학교를 졸업한 후, 중·고등학교를 거쳐 대학을 졸업한 후에도 지속적으로 내왕하며 격의 없이 지내다 보니 자신의 신상 문제까지 논의할 수 있는 사제지간이 되었다. 요즘처럼 각박한 세상에 이런 정리(情理)가 이토록 오래 지속할 수 있다는 것만으로도 나로서는 과분하고 그저 고마울 뿐이었다.

초고를 받아들고 며칠을 씨름하였다. 처음에는 한의학의 전문 용어나 기술 방법에 다소 저항이 있지 않을까 우려하였으나 차츰 시간이 지남에 따라 그런 생각은 기우(杞憂)였다. 물론 처음 접하는 '인체파동원리'가 다소 생소하긴 해도 차츰 깊이를 더해 가면서 나도 모르게 빠져들어 갔다.

남창규 박사가 쓴 이 책에는 세 개의 키워드(keyword)가 있다고 하겠다. 하나는 '인체파동원리'이며, 다른 하나는 '뇌의 오작동원리', 나머지 하나는 '파동지압법'이다. 이 세 가지가 바로 이 책의 요체라고 이해되었다.

'인체파동원리'는 우리 몸은 에너지(힘)의 전달과 분산을 통해 균형을 이루는 것(에너지 균형원리)을 눈으로 볼 수 없고, 설명할 수도 없어 물방울이 퍼져 가는 파동으로 체계적이고 이론적으로 정립한 것이다.

'뇌의 오작동원리'는 우리 뇌의 시스템이 아픈 곳으로 치료 물질을 너무 지나치게 많이 보내 교통 체증처럼 순환이 안 되는 몸을 만들고 여기에 치료 과정 중 생기는 노폐물까지 빠져나가지 못하게 만들어 몸이 더 힘들어진다는 뜻으로 정의한 것 같았다.

바꾸어 말하면 '뇌의 오작동원리'는 너무 많은 힘(에너지)을 써서 너무 빨리 해결하려고 하기 때문에 일어나는 불합리한 현상을 말하며, 이는 우리 몸이 뇌의 오작동으로 힘들어진 것을 역(逆)으로, 마치 막혀 있는 도로에서 차를 다른 곳으로 빼내어 원활히 순환시키듯이 치료한 것으로, 아픈 부위를 다른 곳으로 적당히 분산시켜 보내면서 아픈 곳이 스스로 치유될 수 있는 체계를 만들어 주는 것이라고 이해되었다.

나머지 하나인 '파동지압법'은 인체파동원리와 뇌의 오작동 원리의 치료법인 동시에 인간의 각종 증상에 따른 지압치료법으로 우리들이 가정에서 충분히 활용할 수 있도록 그림과 함께 상세한 설명으로 안내하고 있어 한의(韓醫)에 대한 전문적인 소양이 없는 일반인들도 쉽게 활용할 수 있도록 집

필하였다.

이런 원리와 방법의 체계화를 이룬 남 박사는 환자의 진맥 없이 얼굴 모습이나 몸에서 일어나는 증상, 곧 점이나 반점·상처·흉터·긁힌 자국 등을 보고 환자의 상태를 알 수 있었고, 이에 치료 또한 탁월하여 전국적으로 명의로 소문이 파다하였던 것이었다.

그러나 남 박사가 여기까지 오기까지는 많은 고난과 갈등에 시달렸다. 처음 인체파동원리를 입문하면서 한의사로서의 학문적 가치의 훼손과 한의과대학 교수로서의 체신과 갈등을 겪으면서 이제는 이 분야에 개척자라는 금자탑을 쌓았으니 과히 초인적이었다.

어릴 때부터 남 박사는 남달리 도전 정신과 개척의 의지가 잠재되어 있었던 것을 안 나로서는 그의 그 점을 높이 사고 싶었다. 과연 남창규 박사로구나. 그래서 내가 사랑하는 제자인 남창규 박사에게 거듭 큰 성원과 격려의 박수를 보내고자 한다.

짧은 나의 의학 상식으로 전문 한의서를 이렇게 이해할 수 있도록 쉽게 집필한 남 박사가 나의 제자이지만 한없이 장하고 존경스럽다. 기회가 된다면 일반인들도 한번 필독한다면 한의학에 대한 새로운 패러다임이 형성될 '가정한의보감(家庭韓醫寶鑑)'이라 감히 얘기하고 싶다.

남창규 박사의 옛 담임
전 김천교육청 교육장
전 경상북도교육청 장학관 **전보규**

일러두기

1. 독자들의 이해를 돕기 위해 원리편과 치료편으로 나눴다.

2. 한의대생이나 한의사들의 이해를 돕기 위한 목적으로 혈자리(경혈)를 적었다. 혈자리와 관련해서는 일반인 독자분들은 무시하고 넘어가도 좋을 듯싶다.

3. 끝마디: 손(발)가락에서 말단 부위, 곧 가장 끝에 위치한 마디를 말한다.

4. 중간마디: 손(발)가락에서 끝마디와 뿌리마디의 중간에 위치한 마디를 말한다.

5. 뿌리마디: 손(발)가락 끝에서부터 시작해 끝마디, 중간마디, 뿌리마디 순으로 이어지는 마디다.

6. 끝마디뼈: 손(발)가락 끝과 끝마디 사이를 말할 때.

7. 중간마디뼈: 손(발)가락에서 끝마디와 중간마디 사이를 말할 때.

8. 뿌리마디뼈: 손(발)가락에서 중간마디와 뿌리마디 사이를 말할 때.

9. 이 책에 나오는 인체파동원리 파동자리는 박종부 선생의 허락을 받고 올린 것으로 무단 복제 및 전재를 일체 금합니다.

이 책을 쓴 이유

"인체파동원리가 도대체 무엇인가요?"
"박종부 선생은 어떻게 인체파동원리를 알게 되었나요?"
"인체파동원리를 알기 쉽게 설명한 책은 없습니까?"

그동안 수없이 받았던 질문이다. 미력하나마 이 책이 그런 여러분들의 질문에 대한 답이 되기를 바란다.

이 책은 간단한 지압만으로도 본인과 주변 사람들의 아픔을 해결할 수 있다는 것을 알리는 데 목적이 있다.

또한 다른 병원이나 한의원의 진단이나 치료 방식과 달라 당황해하는 필자의 한의원에 내방하는 환자나 보호자들에게 인체파동원리에 대한 이해를 돕기 위한 목적으로 이 책을 썼다.

사랑하는 아들과 딸에게 아빠가 한의대 교수를 포기하면서까지 빠져들 수밖에 없었던 이유와 인체파동원리에 대해 언젠가는 이 책을 읽고 이해하기를 바라며 적었다.

또한 임상의 첫발을 딛게 될 새내기 한의사들, 특히 필자의 한의원에 근무하게 될 미래의 한의사를 염두에 두고 처음 접하는 인체파동원리에 대해 알기 쉽게 설명하고자 하는 뜻도 여기에 담았다.

아울러 이 책이 인체파동원리를 전문적으로 배우고 익히려는 분들에게는 길라잡이가 되길 기대한다. 인체를 바라보는 여러 방법 중 하나가 인체파동원리이다. 인체파동원리를 통해 내 몸을 이해하고, 질병의 치료가 전문 의료인이나 특별한 능력의 소유자만 할 수 있는 것이 아니라는 것을 알게 되기를 바란다.

그렇다고 해서 의료인의 권위를 무시하거나, 무면허 의료인을 용납하고 부추기고 싶은 생각은 없다. 인체파동원리가 상식이 되는 사회가 앞당겨져 간단한 질병이나 아픔은 전문 의료인의 도움을 빌리지 않더라도 손쉽게 해결할 수 있는 건강한 사회가 되기를 바랄 뿐이다. 무분별한 의료 정보의 홍수 속에서 참과 거짓을 분별할 수 있는 눈을 갖게 해 주는 게 인체파동원리라고 감히 장담한다.

파동원리의 출발과 끝이 어딘지 알고 싶어 박종부 선생을 5년 동안 좇아 다녔다. 그 결과 파동원리의 핵심이 프랙탈(fractal), 오작동(誤作動)과 균형(均衡)이란 사실에 전적으로 공감하게 되었다. 또한 통증에 대한 새로운 인식 전환이 필요하다는 사실도 알게 되었다. 다만 '고혈압, 1주일이면 낫는다', '암도 간단히 치료가 된다'는 그의 주장은 나에겐 여전히 의문형이었다.

5년을 좇아 다녀도 여전히 박종부 선생은 되지만, 나는 안 되고, 내 눈에도 안 되는 건 안 된다는 걸 느끼게 되었다. 또 인체파동원리를 제도권 의료에 들여놓기 위해 고군분투한 필자의 노력을 세상이 알아주기는커녕 무면허 의료인과 함께하는 것에 대해 제도권 및 일반인의 시선이 그렇게 녹록지 않음을 깨닫고, 언제까지 나만 희생을 감수해야 하냐는 오기가 발동하기도 하고, 그동안 배운 지식만으로 충분하다는 자만심으로 박종부 선생으로부터 독립을 선언하였다.

그래도 지난 10여 년의 세월을 내 나름대로 인체파동원리로 진단하고 치료하면서 그 효과를 검증해 왔다.

이 책의 내용은 예전에 내가 박종부 선생을 주야로 따라 다니면서 보고 듣고 배우고 느낀 것들을 틈틈이 메모하고 기록한 것들을 토대로 하였다. 물론 〈인체파동원리〉 카페 박종부 선생 글 중에서 필자가 이해하고 공감이 되는 내용들로 채웠다. 또한 《일간스포츠》 등 일간 신문에 게재한 칼럼 등을 바탕으로 추가 보충했다.

15년째 인체파동원리로 환자를 진단하고 치료해 온 필자의 임상 기록의 토대이자 앞으로도 계속해 나갈 치료의 근간이 되는 것들이다. 누차 이 책을 통해서도 밝혔듯이 방법이나 가지는 중요치 않다. 뿌리(원리)가 중요하다. 인체파동원리가 얘기하고자 하는 핵심만은 제대로 이해했으면 하는 바람이다.

"많이 아는 것보다 내가 아는 조그만 거라도 제대로 사용할 줄 아는 것이 더 중요하다."

파동원리의 극히 일부분밖에 모르는 필자가, 스승의 곁을 떠난 지 10년이 되는 시점에서도 인체파동원리에 관한 책을 쓰겠다고 만용을 부릴 수 있었던 이유이기도 하다.

내 인생의 30대 후반과 40대 초반을 인체파동원리에 '올인' 했으나 후회는 없다. 하지만 가족에겐 미안한 마음이다. 참고 기다려 준 아내와 아들 기연, 딸 효정이 고맙다.

육신을 낳아 키워 주신 부모님과 깨우침을 주신 스승 박종부 선생님께 감사를 드린다.

인체파동원리로 맺어진 소중한 인연인 동학(同學) 선후배 의사, 한의사, 치과의사, 약사, 일반인 지도자들에게 고맙다. 특히 필자가 글을 쓰면서 문득문득 막힐 때마다 조언으로 용기를 북돋워 준 일루소(ILLUSO) 김미경 대표에게 고마움을 전한다. 그리고 일일이 밝히지 못한 여러분들의 격려와 관심에 감사한다.

부족한 필자를 믿고 격려해 주신 남창규한의원 환자분들에게 두손 모아 큰 절 올린다. 그분들의 사랑이 컸다. 더욱 분발하는 계기로 삼을 생각이다.

조심스럽다. 인체파동원리가 이 세상에 나온 이유와 나의 존재 이유, 이 책의 목적도 오로지 그것이기에 그 목적에 합당(合當)하게 사용되기를 바라며 그분께 영광을 드린다.

2018년 남북이 '하나의 봄'이 되기를 소망하는 날, 제천에서

제1장

잘나가던 한의대 교수가
빠져든 사연

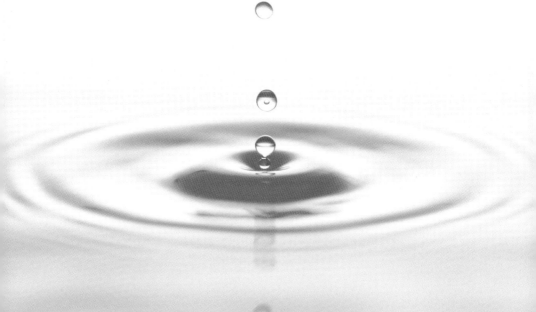

요즘 한의사들은 왜 그 모양인 거지?

"요즘 한의사들은 왜 그 모양인 거지?"

17년 전 세명대한방병원 교수로 재직하던 때였다. 치료실을 분주히 드나들며 진료하는데, 복도에서 보호자들끼리 하던 대화가 무심결에 들렸다. 남 얘기 같지 않아 모른 척하며 다음 얘기에 귀를 기울였다.

"내가 어렸을 때 일인데……. 하루는, 봉사[1]가 와서 동네 느티나무 아래에서 앉은뱅이에게 침을 놓아 벌떡 일어서게도 만들었는데……. 요즘에는 그런 걸 도통 보질 못하니. 쯧쯧……."

명색이 대학병원에 다니는데도 환자가 차도가 없으니, 답답한 마음에 하는 넋두리일 수 있겠다. 그러나 내 뇌리를 스쳐 간 생각은 달랐다.
'웃기고 있네. 침 맞고 어떻게 앉은뱅이가 일어나! TV 드라

---
1) 눈이 먼 사람.

22

마나 영화에서나 나올 법한 얘기를 하고 있으니……. 의학을 몰라도 유분수지…….'

그 당시엔 신경 손상으로 인한 앉은뱅이는 불치병으로 어느 누구도 치료를 못하는 게 당연한 것인데. 의사가 신(神)이나 되는 줄 착각하는 일반인의 인식이 답답하기만 했다.

그러나 개원한의사로 진료하는 지금은 입장이 180도 바뀌었다.

2년 전 일이다.

덕산에 사시는 50대 후반의 장분옥 주부(570421-2*, 010-2009-3088)께서 7미터 높이의 둑에서 굴러 떨어지면서 돌멩이에 부딪혀서 오른쪽 어깨와 이마를 다쳤다. 원광대학교 병원에서 신경 손상으로 진단받고, 두 차례나 어깨 수술을 받았지만, 오른팔을 거의 못 쓰는 상태로 15년을 지내 오셨다.

신경 손상이라 당연히 팔을 전혀 들지 못하고, 소아마비 증상처럼 근육이 위축된 상태가 마치 아기 팔 같았다. 중증 근육위축성측삭경화증[2] 환자의 팔이 연상되었다. 걸어 다닐

---

2) 야구선수 루게릭이 걸린 병이라고 해서 루게릭병이라고 불리기도 한다. 서서히 팔다리와 얼굴의 근육이 마비가 되면서 힘이 없어진다. 근육이 위축되는 병으로 희귀난치성 질환의 일종이다.

때에는 오른팔을 목 뒤로 걸치고 다녀야만 했다.

여기저기 용하다는 데는 전국을 안 다녀본 데가 없었는데, 우연히 시내에 사는 지인을 만나 얘기해 보았더니, 남창규 한의원에 한번 가보라고 해서 왔다며 내원하셨다.

필자의 진료 스타일은 이 환자의 경우처럼 팔을 못 쓰거나, 보행이 불편하거나 절룩거리는 분이 계시면 원장실에서 상담하지 않고, 대기실에서 환자분들이 지켜보는 가운데 바로 멀쩡한 반대편 팔에 침이나 약침을 시술해 즉시 효과를 보게 한다. 이분도 예외는 아니었다.

'아니, 15년 동안 신경 손상으로 팔을 못 쓰는데, 한 번의 치료로 낫기를 기대…….'

내심 답답했지만, 15년 전 대학교수였을 때랑 비교하면 생각이 바뀐 것은 확실하다. 완전히 좋아지게 할 수는 없더라도, '천리 길도 한 걸음부터…….'라는 마음으로 오른쪽 어깨에 해당하는 파동(균형, 대응, 상응)자리인 반대편 팔꿈치 부위와 왼손 둘째손가락 뿌리마디[3], 오른손 넷째손가락 뿌리마디에 약침과 침을 놓고 지압도 했다. 환자분은 '아파 죽겠다'며 비명을 질렀다. 대기실 고객들이 안쓰러운 표정을

---

3) 51페이지 그림 1-8 참조. 중간마디, 끝마디도 마찬가지다.

지었다.

"자, 15년 된 팔이 침 한 번에 좋아지는지 확인해 보자고요. 팔을 들어 보세요."

"어~, 팔이 올라가요! 다 올라가네."

여기저기서 박수를 쳤다. 그런데 생각만큼 요란하지 않았다. 남창규한의원에서, 으레 침 맞고 못 들던 팔이 올라가는 걸 예사로 봐 왔던 환자분들은 15년 된 환자에게도 당연한 결과라는 듯 무덤덤한 반응이었다. 기존 의학에서는 치료가 불가능했기에, 필자도 당연히 파동침으로도 한 번에 그렇게까지 좋아지리라고는 기대하지 않았기 때문에 깜짝 놀랐다. '이럴 줄 알았으면 동영상이라도 찍을 걸…….' 아쉬움이 남았지만 이내 마음을 접었다. 설사 찍었다 한들 이걸 누가 믿으랴…….

인체파동원리를 알기 전에는 앉은뱅이가 침 맞고 일어나는 걸 소설에서나 있을 법한 허구로 치부했지만, 이제는 진료실에서, 강연장에서, 의료봉사 현장에서 어렵잖게 그 효과를 낸다.

하지만 이런 신기한 침의 효과를 전에는 내지 못했다. 그렇다고 한의대에서, 교과서에서 안 배운 것도 아니다. 어깨를 치료하는 혈(穴)이 너무 많다 보니 오히려 지식의 홍수에 빠져 허우적거리다가 참과 거짓을 분별할 눈마저 잃어버려 길을 헤맸다.

그래서 '치료가 되는 것은 되고, 안 되는 것은 무슨 수를 써도 안 되는 거다. 그저 예후나 판별해 주는 교통경찰의 역할에 만족하자.'고 스스로와 타협을 하였다.

그런데 한의대 선배의 소개로 박종부 선생을 만나 그가 창안한 인체파동원리를 접하고, 세상이 달라졌다. 안 된다고 포기했던 그 길을 다시 걸어갈 용기를 얻게 된 것이다. 어둠 속에서 길을 헤매지만, 등불만 있으면 더디더라도 갈 수 있듯. 나에게 인체파동원리는 그런 등불 같은 존재가 되었다.

예를 들면 오른팔이 올라가지 않는 경우 반대편 팔꿈치에 위치한 곡지(曲池)나 수삼리(手三里) 근처에 침을 놓거나 지압을 하면 좋아진다. 나를 포함한 한의사들이 곡지의 위치를 몰라서 그동안 못 고친 게 아니다. 어깨를 치료하는 혈이 너무 많다 보니 어느 곳을 선택해야 할지 몰라서였다.

그래서 누구는 곡지가 좋다, 어떤 이는 족삼리(足三里)가 좋다, 또 누구는 합곡(合谷)이 좋다, 태충(太衝)이 좋다, 충양(衝陽)이 좋다, 음릉천(陰陵泉)이 좋다고 주장하지만 왜 그 자리가 효과를 내는지, 또 그중에서 어디가 더 좋은지를 분별할 수 없다 보니, 길을 찾지 못해 헤맬 수밖에 없었던 것이다. 그런데 인체파동원리로 보면 이해가 된다. 이 혈들이 모두 어깨 통증에 좋은 자리들이다.

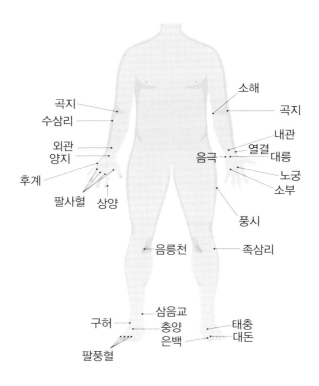

인체파동원리를 알면, 누가 어디를 치료해 좋아졌다면 왜 그 자리가 효과를 내는지 직접 치료해 보지 않아도 치료한 사람보다 더 잘 설명할 수 있다. 다른 이는 경험으로 치료하지만, 인체파동원리는 원리에서 출발하기 때문에 치료해 보지 않아도 자연스레 알 수 있다.

왜 무수히 많은 치료법이나 치료자리(경혈)가 존재하고, 효능이 다양한지, 치료가 되면 왜 되고 안 되면 왜 안 되는지를 설명할 수 있는 인체파동원리에 대한 책이 그동안 없었다.

창안자가 개설한 〈인체파동원리〉 카페의 글들과 몇몇 신문이나 잡지에 게재된 내용으로만 전해져 일반인들이 쉽게 접근할 수 없었다.

"너희들이 논문도 내고, 책도 써라."

그 당시 스승인 박종부 선생한테 귀가 따갑도록 들었던 얘기였다.
"아는 게 없어요. 제대로 알아야 책을 쓸 거 아니에요. 그러니 제대로 가르쳐 주세요."

그 당시에는 인체파동원리에 대한 지식의 일천(日淺)함을 핑계로 차일피일 미뤘다. 그러다가 제자의 길을 포기하고 스승 곁을 떠난 마당에 책을 쓴다는 게 주저되었다.

하지만 스승과 함께하지 못하더라도, 평생을 인체파동원리로 진단하고 치료하면서 강연을 다니는 입장에서 이 치료법과 치료원리가 세상에 온전히, 제대로 전해지기를 바라는 마음으로 언젠가는 인체파동원리에 대한 입문서를 꼭 내 손으로 써내리라 다짐하였다.

그렇게 간만 보다 인체파동원리를 접한 지도 벌써 15년이 되었고, 어느새 지천명(知天命)이 지났다. 하늘이 나에게 내린 명령이 이게 아닐까 싶은 사명감으로, 지금껏 배워 아는 지식의 보급과 활용으로도 충분하다고 믿어, 감히 이 책을 세상에 내놓게 되었다.

개원 13년 만에 하루 평균 140여 명, 연 인원 4만여 명, 총 55만여 명의 환자를 진료해 낸 임상기록이 인체파동원리의 효과와 진실을 충분히 입증하고도 남으리라 생각하기 때문이다.

창안자가 직접 저술한 책이라면 더 좋겠지만, 세상의 기준에서 보면 그는 의학에 문외한인 일반인이고, 주관적인 견해가 들어갈 수 있다는 평가를 받을 수 있겠다.

필자는 제도권 내의 의료인으로서, 대학병원 전문의 과정, 한의학 석·박사, 대학교수, 한방병원 진료교수로 정통적이고 체계적인 길을 밟았다. 그런 내가 돌팔이의 앞잡이 노릇을 한다고 한의계 선후배·제자들로부터 몰매를 맞기도 했다.

하지만 이제는 중간자적 입장에서 안과 밖을 모두 경험한 나 같은 사람의 글이 오히려 균형추의 역할을 하리라 생각한다.

이 책은 스승 박종부 선생의 인체파동원리이기도 하지만, 제자 남창규가 본 인체파동원리임을 밝힌다.

누구보다 박종부 선생의 애정 어린 질책과 혹독한 제자 훈련을 경험하면서 스승을 뛰어넘고자 발버둥 쳤지만 결국 실패한, 그럼에도 끊임없이 지난 15년 동안 필자가 검증하고 확인한 피땀의 결과물이다.

이 책의 공(功)은 인체파동원리를 발견해 세상에 내놓은 박종부 선생에게 가야 마땅하고, 과(過)는 모두 필자에게 있음을 밝힌다.

이 책의 내용은 인체파동원리에 대해 전혀 몰랐던 필자가 박종부 선생을 만나 알아가는 과정을 축약(縮約)한 것으로 후학들의 시행착오를 줄여 주고자 함과 동시에 일반인들도 알기 쉽게 풀어 쓰려고 노력하였다.

거창한 이론서나 임상 지침서가 아니다. 인체파동원리를 밝혀 얘기하고자 하는 게 무엇인지 그걸 알리는 데 주안점을 두었다.

독자 여러분들의 이해를 돕기 위해 원리편과 치료편으로 나눴다.

원리편

1장에는 필자가 한의사에 대한 환상을 갖고 한의대에 입학해서 느꼈던 고민과 대학교수로 진료 현장에서 진료를 하면서 체감했던 치료의 한계에 대해 적었다. 인체파동원리를 접하고 숙명적으로 빠져들 수밖에 없었던 이유, 동료 선후배 한의사나 직접 가르쳤던 제자들로부터 비난을 감수하면서도 박종부 선생과 함께할 수밖에 없었던 이유에 대해 적었다.

2장에는 의료의 전문가인 의사나 한의사가 몰랐던(설사 알았다 하더라도 활용하지 못했던) 치료법과 치료원리를 의학에 문외한인 일반인이 어떻게 알게 되었는지에 대해 썼다.

3장에는 인체의 생성원리인 프랙탈원리에 대해 설명해 놓았다. 프랙탈원리는 부분과 전체가 똑같은 모양을 하고 있다는 자기 유사성(self-similarity) 이론이다. 전체를 부분으로 쪼갰을 때 부분 안에 전체의 모습을 담고 있다는 얘기다. 얼굴, 손발, 귀, 팔다리, 심장, 간에 사람이 축소되어 있다는 이론이다.

4장에는 인체파동원리의 핵심인 오작동원리에 대해 설명해 놓았다. 치료가 잘 안 되는 이유는 오작동 때문이라고 본다. 아픈 곳으로 적당히 보내면 더 잘될 텐데 너무 많은 힘(에너지)을 보내는 바람에 치료가 잘되기는커녕 도리어 더 나빠지는 부작용을 초래하는 것이다.

5장에는 인체파동원리에서 보는 통증과 그 특징은 무엇인지, 왜 통증을 없애야 하는지에 대해 적었다.

6장에는 인체파동원리의 치료원리인 균형원리에 대해 설명하였다. 오작동의 해결책이기도 한, 균형은 쉽게 얘기해서 시소원리다. 시소 한쪽이 무너지면 반대편에 힘을 줘 균형을 맞추는 것으로 이해하면 쉽다.

치료편

7장에는 인체파동원리의 치료 이치와 치료법, 지압법에 대해 기술했다.

8장에는 독자분들의 관심 있는 질환에 대한 진료 대화를 통해 인체파동원리의 진단과 치료에 대해 최대한 쉽게 이해할 수 있도록 했다.

9장에는 인체파동원리로 본 경락과 경혈에 대해 설명했다. 인체파동원리를 알면 경락과 경혈이 효과를 내는 이유를 자연스레 알 수 있다. 혈자리를 힘들여 외울 필요가 없다.

10장에는 주위에서 흔히 경험하는 증상과 질환들에 대해 일반인들이 가정에서 손쉽게 할 수 있는 지압자리를 그림과 함께 설명했다.

이 책이 나오기까지 15년이란 세월이 걸렸다. 너무 늦은 감
이 있기도 하지만, 그만큼 연단의 시간이었다고 위안을 삼
고 싶다.
이 책을 통해 본인과 가족의 건강에 관심을 갖고 있는 일반
인이나 치료에 대해 고민하는 의료인 모두 우리 몸에 대해
이해하는 계기가 되기를 바란다.
아무쪼록 피부에 난 점이나 상처를 예사롭게 보지 말고 아
프기 전에 미리 지압이나 치료를 통해 골골백년이 아니라
건강 백세시대를 준비하는 여러분이 되었으면 한다. 손쉽게
지압만 해도 간단한 질병은 해결하는 데 의의가 있다.
마지막으로 이 책이 출간된 이후로는 진료 현장에서 더 이
상 다음과 같은 말을 듣지 않게 되기를 소망해 본다.

"원장님, 왜 진맥(診脈)을 안 해요?"
"허리 아픈데, 왜 허리에 침 안 놔줘요?"
"왜 침을 많이 안 꽂아요?"

혈자리를 외우지 않아도 된다니!

한의사인 필자에게 인체파동원리의 가장 큰 매력은 침자리(경혈, 경락)를 외우지 않아도 된다는 거였다.

심한 얘기로 그걸 몰라도 치료가 가능하다는 것이다. 여러분도 1~2시간이면 치료자리인 파동(균형, 진단, 치료, 대응)자리를 다 알 수 있다. 원리는 두세 문장으로 끝이다.

얼굴에 오장육부가 들어 있다. 몸통(흉복부)에 얼굴이 들어 있다. 손바닥, 발바닥에도 몸통(오장육부)이 들어 있다. 귀에도, 팔다리에도 인체가 들어 있다.

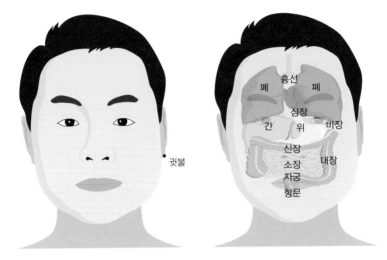

그림 1-1 얼굴에서의 파동자리

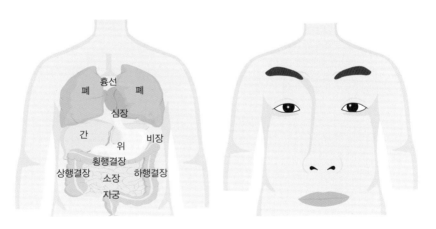

그림 1-2 몸통에서의 파동자리

우리 몸에 인체가 축소되어 자리하고 있다는 이론은 일찍이 있어 왔다.

대표적인 예가 유태우 씨가 창안한 수지(手指)요법이다. 손이 인체의 축소판이라는 것이다. 프랑스의 의사 폴 노지에(Paul Nogier)는 귀의 형태가 태아의 모습과 비슷하다는 데서 착안해 이침(耳鍼)을 만들었다. 이외에도 발반사요법, 홍채요법 등이 있다. 인체파동원리는 여기서 더 나아가 우리 몸 전체, 곧 뼈 하나, 세포 하나까지 인체가 축소되어 있다고 주장한다.

몸통에 위치한 오장육부를 얼굴에 그대로 올려놓으면 자리 공부는 끝이다.

왼쪽 눈(젖꼭지)은 심장, 오른쪽 눈(젖꼭지)이 간, 코가 신장, 입이 생식기다. 물론 귀도 신장에 해당한다. 이마는 폐, 미간(眉間, 두 눈썹의 사이)은 위장이 된다. 광대뼈는 횡행결장이다. 왼쪽 뺨은 하행결장, 오른쪽 뺨은 상행결장이다. 귀에서도 인체가 그려지고, 귀에 인체가 들어 있다. 귀라는 한 몸에서 귓불은 머리가 된다. 왼쪽 귀는 왼쪽 반편을, 오른쪽 귀는 오른쪽 반편을 담고 있어 둘이 합쳐지면 완전한 한 몸을 이룬다. 태아(사람)가 거꾸로 웅크린 모습이다.

손이나 발에도 인체가 축소되어 있다.

손(발)등은 등(척추), 손(발)바닥면은 흉복부에 해당한다. 가운뎃손(발)가락이 머리와 척추가 된다.

머리와 척추를 경계로 왼쪽은 왼팔과 왼다리이다. 그래서 왼편에 위치한 왼손 넷째손(발)가락과 오른손 둘째손(발)가락은 왼팔, 왼손 새끼손(발)가락과 오른손 엄지손(발)가락은 왼쪽 다리에 해당한다.

가운뎃손(발)가락을 경계로 오른편에 위치한 왼손 둘째손(발)가락과 오른손 넷째손(발)가락은 오른팔, 왼손 엄지손(발)가락과 오른손 새끼손(발)가락은 오른쪽 다리에 해당한다.

왼손(발)등 위에 오른손(발)바닥을 얹으면 손(발)에서의 파동자리를 알 수 있다.

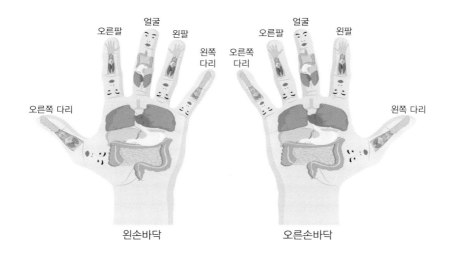

그림 1-3 손바닥에서의 파동자리

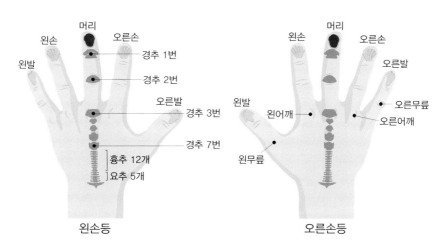

그림 1-4 손등에서의 파동자리

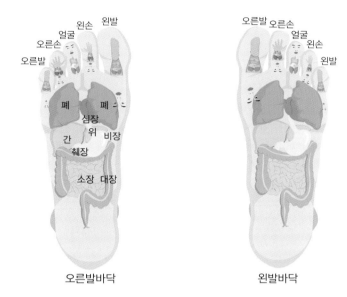

그림 1-5 발바닥에서의 파동자리

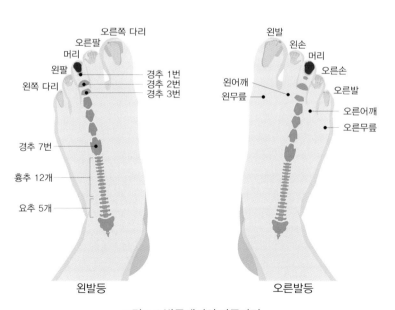

그림 1-6 발등에서의 파동자리

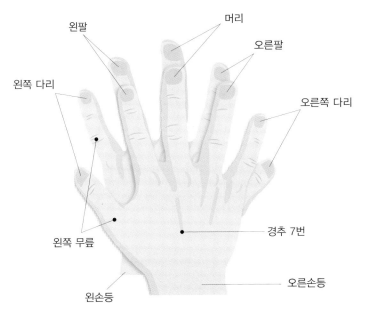

머리

왼팔

오른팔

왼쪽 다리

오른쪽 다리

경추 7번

왼쪽 무릎

오른손등

왼손등

그림 1-7 왼 손등에 오른 손바닥을 포갠 모습

쉬운 침자리만큼 인체파동원리의 또 다른 매력이 있다. 바로 진단법이다.

대수롭지 않게 여겼던 점(흉터, 상처, 검버섯, 여드름, 기미, 주근깨, 사마귀, 쥐젖, 멍, 문신, 백반, 굳은살, 티눈, 손발톱의 변형이나 영양 상태, 관절의 변형 등)이 우리 몸의 건강 상태를 알려 주는 이상(異常)신호로, 점만 봐도 대충 환자의 아픔이 80% 진단이 가능하다는 거다.

입문 단계에서는, 우선 오장육부의 이상을 얼굴·손발이나 팔다리에서 그곳에 해당하는 대응(상응)자리를 보고 진단하면 된다.

왼쪽 눈이 심장, 오른쪽 눈은 간에 해당하므로 왼쪽 눈 주위에 생긴 점이나 상처·짝눈을 보고 심장의 기능 저하를 진단하는 식이다. 왼손(발) 새끼손(발)가락 끝마디에 생긴 흉터를 보고 왼쪽 발목의 기능 저하를 판단한다.

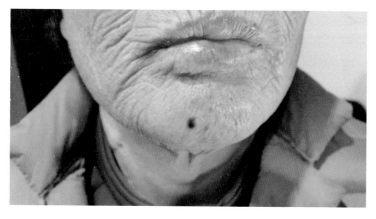

사진 1-1 턱 점

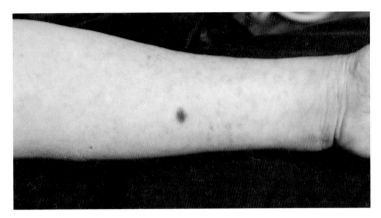

사진 1-2 먹물문신 위장

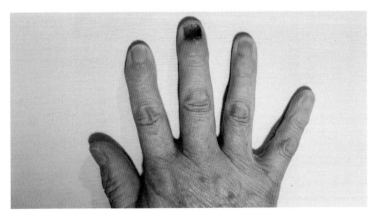

사진 1-3 가운뎃손가락 손톱 멍자국

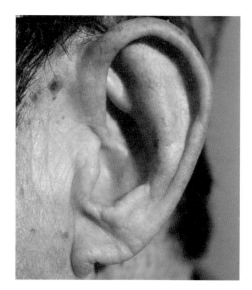

사진 1-4 왼 귓불 주름

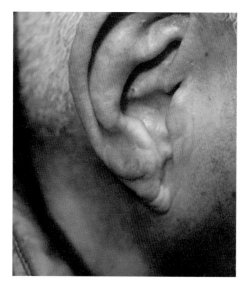

사진 1-5 오른 귓불 어깨

"어디가 불편해서 오셨어요?"

물어볼 필요가 없다. 불문진단이 가능하다. 점 덕분이다.

턱밑에 생긴 점을 보고(사진 1-1),

"발목을 자주 삐겠는 걸요, 물론 허리도 아프겠고요. 무좀도 생길 수 있어요."

어릴 때 뭣 모르고 재미삼아 친구와 의형제를 맺기 위해 아래팔 안쪽 중앙에 먹물로 그린 문신을 보고(사진 1-2),

"평소 잘 체하시겠네요. 속도 더부룩하고. 배도 자주 아프고. 신물도 가끔 올라오지요. 머리도 무겁고. 뒷목도 자주 당기시죠?"

오른팔 안쪽에서 맥을 잡는 부위에 생긴 상처를 보고,

"혹시 예전에 맹장이나 탈장 수술 받은 적 없으세요? 요로결석이나 담석증, 자궁이나 아랫배에 문제가 있을 가능성이 높네요. 물론 평소에도 엉덩이가 자주 아프실 거예요."

가운뎃발가락 발톱 무좀이나 가운뎃손가락 손톱에 생긴 멍자국을 보고(사진 1-3),

"머리에 긴장이 많이 와 있네요. 목과 어깨가 항상 잘 뭉치죠?"

귓불의 주름이나 점, 칼귀를 보고도(사진 1-4),

"성격이 무척 예민하시네요. 스트레스를 잘 받는 체질이네요. 머리도 자주 아프시고, 뒷목도 당기고……."

"귀만 보고 어떻게 성격이 예민한지 무딘지 알아요?"

"그럼 제가 질문 하나 드릴게요. 부처님은 성격이 어떨 것 같아요?"

"당연히 느긋하죠."

"어떻게 부처님을 보지도 않고, 성격이 좋은 줄 아세요?"

"부처님이니까요."

"그럼 불상을 만든 장인은 부처님 얼굴 직접 보고 만들었을까요, 상상으로 했을까요?"

"상상으로요."

"그래서 부처님 귓불이 어때요?"

"크고, 축 늘어져 있어요."

"아시겠죠? 귓불만 봐도 성격이 느긋한지, 예민한지……. 물론 부처님 귀가 다 좋다는 건 아니에요. 부처님 귀가 늘어져 있다는 얘기는 이래도 '허허', 저래도 '허허', 우유부단하단 뜻이지요. 결단력이 부족한 면이 있을 수 있어요."

최근 삼성의료원과 경희대병원 공동 연구진이 '귓불에 주름이 있으면 없는 사람에 비해 치매 위험이 2배 높다'는 연구 결과를 발표했다. '뇌졸중이나 심장질환 환자에게도 귓불의 주름이 많이 보인다'는 연구 발표도 있다.

인체파동원리로 보면 귓불은 귀라는 한 몸에서 머리와 목의 파동(대응)자리다. 머리자리와 목자리란 뜻이다. 경추(목뼈)에서 나오는 자율신경이 심장을 지배한다. 당연히 목의 이상은 심장에 직접적인 영향을 미친다. 뇌에서 가장 필요한 게 산소와 영양분이라고 한다면, 뇌의 기능은 심장에서 보내는 피에 전적으로 의존할 수밖에 없다. 목은 뇌와 심장의 다리(bridge, 통로) 역할을 한다. 당연히 목의 이상, 곧 귓불의 주름은 뇌와 심장의 이상을 예고하는 신호다.

점쟁이 같다는 말

열 살 초등학생 여자아이가 엄마를 따라 필자의 한의원에 내원하였다. 대뜸 "제 아이가 불편한 데는요…….." 하시길래, 웃으며 "아! 이왕이면 제가 진맥을 제대로 하는지 한번 보실래요?" 하였다.

아이의 오른쪽 턱 주변에 난 점이 한눈에 들어왔다.

"이 아이는 발목이 약하고, 허리가 약하네요. 특히 오른쪽 발목이 약한데, 혹시 오른쪽 발목을 다친 적이 없나요?"
"그걸 어떻게 아셨어요? 세 살 무렵 오른쪽 발목을 한 번 크게 삔 적이 있었어요. 꼭 점쟁이 같네요…….."
'살아가면서 발목 한 번 안 삐는 사람이 어디 있나!' 반문하겠지만, 그렇다고 50% 확률에 의존해 단정하는 것은 아니다.

눈 밑에 다크써클(dark circle)이 심하다.

"이 아이는 간 기능이 약해서 입이 짧고, 소화력이 떨어져요. 그래서 편식을 자주 하거나, 아니면 식사를 잘 못해요."

"원장님! 그건 틀린 것 같은데요……. 얘가 밥을 얼마나 잘 먹는다고요."

"그래요? 그럼 정말 틀렸을까요. 아니에요. 어머님 생각엔 윤정이 밥을 잘 먹으니까, 건강하다고 하겠지만. 나중에 엄마 나이쯤 되면 이런 증상이 나타날 거예요. 밥을 너무 많이 먹어도, 조금밖에 못 먹어도 다 위장이 약한 사람이에요. 소식(小食)이 좋다고 하지만, 실제 소식하는 사람한테 물어보세요. 일부러 밥을 안 먹는 게 아니라 조금만 먹어도 속이 부대끼거나, 배가 불러서 또는 입맛이 없어서 못 먹는다고 해요.

밥 잘 먹는 사람은 어떨까요? 하루 이틀은 속이 견뎌 내겠지만, 10~20년 해 보세요. 위장이 배겨 내나. 많이 먹는다고 자랑할 일이 아니죠. 뭐든지 적당해야 해요. 너무 많이 먹어도, 너무 소식해도 다 좋지 않은 거예요.

제가 진맥한 걸 정리하면, 이 아이는 오른쪽 발목을 자주 삐고, 허리가 약해요. 당연히 아랫배도 차고, 장이 약해요. 그리고 간 기능이 약해서 잘 놀라고, 겁도 많고, 소화력이 떨어져서 위장 장애도 생길 수 있어요."

이외에도 많지만, 더 얘기하면 불신만 키운다.

'다 안 좋다는 얘기냐? 그런 말은 나도 하겠다.'

"그런데 지금 원장님이 하신 말씀은 모두 저한테 해당되는 얘기 같은데요."

"제 말이 그 말이에요. 콩 심은 데 콩 나는 것은 당연하지요."

"그러니까 원장님 말씀은 우리 윤정이가 저를 닮았다는 얘기로군요."

"그럼 어머님 말고 누굴 닮겠어요? 그래서 부모 탓, 조상 탓 하는 거고요. 윤정이는 어디가 불편해서 왔나요?"

"양손 엄지손가락 끝마디가 굽혔다 폈다가 제대로 안 되어서요. 왼손은 두 돌이 지나면서부터 그랬고요. 오른 엄지손가락은 작년부터 그랬어요."

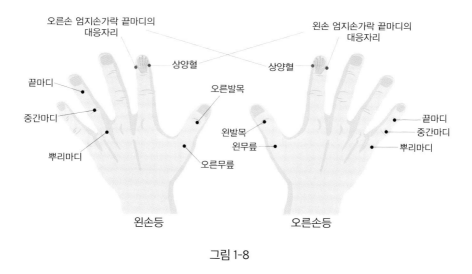

오른손 엄지손가락 끝마디의
대응자리

왼손 엄지손가락 끝마디의
대응자리

상양혈   상양혈

끝마디

중간마디

뿌리마디

오른발목

왼발목

왼무릎

오른무릎

끝마디
중간마디

뿌리마디

왼손등   오른손등

그림 1-8

왼손 엄지손가락 끝마디는 오른 발목의 파동(균형, 대응)자
리, 오른손 엄지손가락 끝마디는 왼쪽 발목의 그것이다. 손
이라는 한 몸에서 왼손 엄지손가락은 오른쪽 다리, 오른손
엄지손가락은 왼쪽 다리다. 끝마디는 모두 발목에 해당한다.

"아니, 그동안 어떻게 했어요?"
"첨엔 대수롭지 않게 생각했지요. 한의원에 데려올 생각은
전혀 하지 못했어요. 정형외과에 데리고 갔더니 방아쇠손가
락(탄발지, jerk finger)이라고 하더군요. 큰 병원에 데리고
가서 수술하면 낫는다고. 그리고 이렇게 병을 키워서 오면
어떡하냐고 혼내면서 당장 수술시키라고 하더군요.

그런데 아이들은 수술받는 동안 가만히 있질 못해서 전신 마취를 시켜야 한다는데. 제 생각에는 전신 마취까지 시킨 다는 게 엄두가 나지 않아서요. 어떻게든 수술하지 않고 고 치는 방법이 없을까 고민하다가 생각난 게 혹시 한의원에서 는 안 될까 싶어 주변에 물어물어 여길 오게 된 거예요."

"어머님 생각에 저희 한의원에서 고칠 수 있을 것 같은가 요?"

"모르죠. 수술 안 하고 고칠 수 있다면 더 바랄 나위가 없겠 지요."

"방아쇠손가락이란 병은 총의 방아쇠를 당기면 뻑뻑한 저항 감이 느껴지듯, 손가락을 굽혔다 펼 때에도 이와 마찬가지 의 느낌이 들면서 '딱', '딱' 마찰음이 나서 그렇게 불러요.

서양의학에서는 손가락을 구부렸다 펴는 과정에서 무리가 생겨서 온다고 그래요. 지나치게 손가락을 많이 사용하는 직업이나, 반복된 작업을 할 때 염증이 생겨서 온다고 하고. 또는 태어날 때부터 선천적으로 근육이나 인대가 발달되지 못한 상태에서 뼈는 성장하는 데 반해 근육이나 인대는 그 대로여서, 나중엔 손가락이 굽어진 기형 상태로 되기 때문 에 아이들을 빨리 수술시켜 줘야 한다고 하는 거예요.

하지만 인체파동원리에서는 기존의 다른 병원에서 진단하고, 치료하는 방식과 좀 달라요. 인체파동원리로 방아쇠손가락이란 병이 왜 생기는지 말씀드릴게요.

아까 제가 윤정이는 오른쪽 발목을 자주 삐고, 허리가 약하다고 했는데. 턱에 난 점 때문에 이런 진단을 내렸는데, 점이 이 병과 관련이 있다면 믿으시겠어요?"

"그런 얘기는 금시초문인데요. 이 점은 아주 어릴 때부터 있었던 건데요."

"맞아요. 이 점이 바로 윤정이 오른쪽 발목이나 허리 그리고 장이 약한 걸 얘기해 주고 있어요. 아까 다크써클을 보고 간 기능도 떨어져 있다고 했지요. 윤정이의 방아쇠손가락을 고치려면 이게 좋아지면 된다는 거지요."

"그런데 우리 아이는 발목만 한 번 크게 다친 적 말고는, 허리도, 장도 다 괜찮은데요. 그리고 밥도 잘 먹고요."

"그렇게 물으면 전 이렇게 되묻지요? 이 아이 허리 다치는 게 좋아요, 아니면 손가락 굽혔다 폈다가 잘 되지 않는 게 좋아요?"

"당연히 손가락이지요."

"왜죠?"

"허리를 다치거나 못 쓰면 큰일 나니까 그렇죠."

"맞아요. 우리 몸에서 허리나 간, 심장 같은 기관은 중요하기 때문에, 자기들이 힘이 들어 완전히 나동그라지기 전까지는 파업을 하지 않아요. 힘이 들어도 불평하지 않고, 묵묵히 자기 할 일만 해요. 그 대신 손목이나 발목, 손가락이나 발가락이 허리나 간, 심장을 대신해서 시위를 하는 거지요. 세상일도 마찬가지잖아요. 데모 주동자는 전면에 나타나지 않고, 밑에 사람만 보이잖아요."

침을 꽂으려고 하니까, 윤정이 말했다.

"어! 한의원에 오니까 오른 손가락에서 소리가 안 나네."

옆에 있던 엄마가 대수롭지 않은 듯 말했다.

"원래 집에선 그리 아파도, 병원에만 오면 덜 아픈 거란다."

오른손에서, 왼손 엄지손가락 끝마디에 해당하는 오른손 둘째 손가락 끝마디뼈 중간 부위[4]에 침을 놓았다. 오른손이라는 한 몸에서 둘째손가락이 왼팔에 해당하고, 끝마디가 왼쪽 손목에 해당하기 때문이다.

아울러 왼손 엄지손가락 끝마디는 왼쪽 손목에서 나오므로

---

4) 상양(商陽)혈의 반대편 중지 쪽.

이곳에 해당하는 오른손 둘째손가락 끝마디를 치료점으로 삼았다.

경추 6~7번이 엄지손가락을 지배하므로 오른 손등에서 둘째손가락 손허리뼈와 가운뎃손가락 손허리뼈 사이에 침을 놓았다. 손바닥에서 이곳은 심장의 대응자리다. 이곳에도 침을 꽂았다.

오른손 엄지손가락 끝마디를 치료하려면, 왼손 둘째손가락 끝마디뼈 중간 부위(상양혈의 반대편 중지 쪽)를 지압하거나 침을 꽂으면 된다.

잘 모르면 만져서 제일 아픈 부위다.

마찬가지로 오른손 엄지손가락 끝마디는 오른 손목에서 시작하므로, 왼손에서 오른 손목에 해당하는 왼손 둘째손가락 끝마디를 치료점으로 삼는다.

아울러 이 아이는 오른 발목과 허리, 장, 간이 치료자리로 진단되었으므로 이곳에 대응하는 파동자리에 침을 놓으면 된다.

손발이나 팔다리 중 한 곳에서 집중 치료해도 되고, 번갈아 가며 해도 된다.

"어떠니?"

"엄마! 아까만 해도 '딱', '딱' 소리가 났는데, 이젠 (왼손이) 소리가 안 나요."

"침 놓기 전만 해도 왼손 엄지손가락이 오른손보다 더 심했는데, 지금은 오른손보다 더 좋아졌네요. 신기해라."

"그건, 제가 지금 왼손 엄지손가락만 치료했기 때문이에요. 물론 왼손을 치료해도 오른손도 좋아지지만요. 수술하지 않고도, 윤정이 손가락 고칠 수 있겠지요?"

"원장님의 말씀 듣고, 또 이렇게 침 한 번 맞고도 좋아지는 걸 보니 고칠 수 있을 것 같네요. 그럼 이렇게 치료받으면 점도 없어지나요?"

"얼마 만에요? 침 한 번 맞고, 약 한 제 먹으면 없어질까요?"

"그야, 그렇지는 않겠죠……."

"이 점이 언제 생겼을 것 같아요? 몇 년 전에 생겼다면, 최소한 그 정도나 10분의 1 기간이라도 치료해야 없어지지 않겠어요?

제 경험으론, 오래된 검은점은 쉽사리 없어지지 않아요. 다만 쥐젖이나 옅은점, 기미, 주근깨 같은 경우에는 꾸준히 치료받으면 3개월이나 6개월 정도 지나면 없어지기 시작하더군요.

따라서 손가락이 제대로 굽혔다가 폈다가 되었다 하더라도 치료가 끝난 게 아니라, 이 점이 없어질 때까지 치료해야 허리와 장, 간이 완치가 되는 거예요."

관상(觀相)을 보는 것처럼

필자의 한의원에서는 진맥을 하지 않는다.

손을 잡아 맥을 짚지 않기 때문에 생기는 오해다. 얼굴만 봐도 환자의 아픔을 족집게처럼 집어낸다. 그래서 "관상도 보시나요?", "점쟁이 같아요."(실제 '점'을 보고 진단한다)란 소리를 심심찮게 듣는다.
'어떻게 얼굴만 보고 병을 알아낼 수 있냐?'며 의아한 표정을 짓는다.
"원장님, 감기 걸리셨네요."
"어떻게 제가 감기 걸린 거 아셨어요?"
"원장님 목소리 들어보니 천생 감기네."

목소리만 들어도 상대방 기분이 좋은지, 나쁜지, 감기 걸린 걸 금세 알 수 있다. 필자가 굳이 손의 맥을 잡지 않고도 관상만 보고도 어디가 불편한지 아는 게 가능한 이유다. 목소리, 걸음걸이 모습, 팔다리의 점이나 흉터만 봐도 알 수 있는 것이다.

세상에 똑같이 생긴 사람은 아무도 없다. 그 말은 똑같은 병을 가진 사람도 없다는 얘기다.

이마의 주름이 많은(긴장) 사람(사진 1-6), 피부가 윤기가 나서 잔 주름 하나 없는(이완) 사람, 짝눈(심장이나 간)인 사람, 눈썹이 꺾여 있거나 눈썹에 골이 파인(허리, 무릎, 발목) 사람(사진 1-7), 코가 크거나 작은 사람(신장, 목, 허리), 입술이 두툼하거나 돌출된(사진 1-8) 사람·입술이 얇은 사람(생식기, 항문), 광대뼈가 튀어나온 사람(횡행결장, 팔), 귓밥(귓불)이 얇거나 두꺼운 사람(머리와 목), 목이 짧거나(긴장) 긴(이완) 사람, 특정 손가락이나 발가락이 휘거나 짧은 사람 다 다르다.

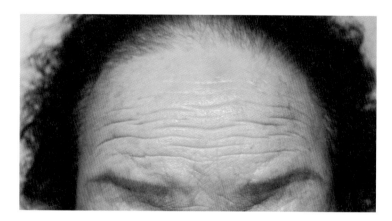

사진 1-6 이마의 주름

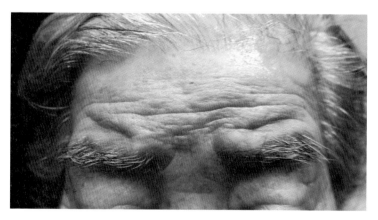

사진 1-7 눈썹의 주름이 파인 분

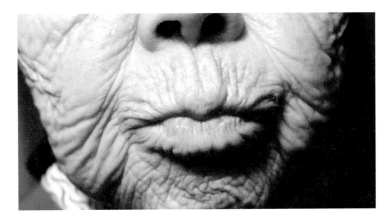

사진 1-8 입술 돌출

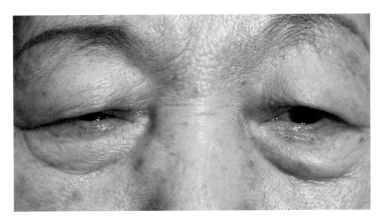

사진 1-9 짝눈

키가 크면 좋고, 작으면 나쁜 줄 안다. 뭐든지 커야 좋은 줄 안다. 인체파동원리에서는 너무 크거나 작아도 모두 문제라고 본다. 적당해야 한다. 올바른 균형을 이뤄야 한다. 나이 들면서 볼에 처진 살이 생기는 이유는 그쪽으로 힘이 너무 많이 와서 무거워서 처진 것이다. 이완 상태다. 대신 피부 안쪽은 긴장 상태를 이뤄 균형을 유지하고 있다. 모든 부위가 마찬가지다.

안이 긴장이면 밖은 이완, 앞이 긴장이면 뒤는 이완, 왼쪽이 긴장이면 오른쪽은 이완 상태를 이뤄 균형을 유지하려고 한다.

우리 몸이 잘못된 힘(에너지, energy)의 균형을 맞추기 위해 어쩔 수 없이 커지거나 작아지고, 또 틀어진 것이기 때문에 크면 큰 대로, 작으면 작은 대로 다 문제가 있다고 본다.

큰 것은 늘어진 것(이완)이요, 작은 것은 긴장과 압박이 심하다는 뜻이다.

오른쪽 눈이 작으면 간에 긴장과 압박이 많이 생긴 것을 의미한다(사진 1-9). 코와 입술 사이, 곧 인중(人中)이 긴 사람은 장이 늘어난 이완 상태요, 좁은 사람은 장의 긴장이 심한 상태니 이래저래 다 장이 약하다고 본다. 인중이 길었던 고 김수환 추기경이 말년에 극심한 변비로 고생한 게 이해가 될 것이다.

인체파동원리에서는 이처럼 우리 몸이 나빠지고 있는 증거가 이미 몸에 나타나 있다고 한다. 그게 몸에 생기는 점이나 흉터, 상처, 긁힌 자국, 여드름, 기미, 검버섯, 주근깨, 뜸, 화상 자국, 티눈, 굳은살, 손발톱의 변형 및 절단, 무좀, 문신, 피부의 주름, 신체의 틀어짐 등이다.
따라서 점만 보고도 환자가 어디가 아픈지, 어디가 아플지를 미리 예측할 수 있다. 그래서 점쟁이 소리를 듣는다. 몸에 생긴 점이나 흉터, 상처가 괜히 생긴 게 아니기 때문이다.

의사에 대한 환상

일반인들은 의사에 대해 환상을 갖고 있다. 그 환상 때문에 치료가 잘 되기도 한다. 긍정적 효과다. 필자도 재수 시절 한의사이자 수필가인 이철호가 쓴, 사상체질을 창안한 이제마의 일대기를 다룬 소설『태양인』(1986년)을 읽고 한의대 입학을 결심했다.

의사에 대한 막연한 동경을 가졌지만, 소독약 냄새와 주사가 싫어 엄두가 나질 않았다. 그런데 한의사는 해 볼 만해 보였다. 수술을 하지 않아도 되고, 무서운 피를 안 봐도 된다. 사람의 체질에 따라 치료 방법이 다르다. 무엇보다 병(病)을 보지 않고 사람을 본다. 그렇다면 그런 한의사가 되고 싶었다.

나도 할 수 있을 것 같았다. 한의대 입학이 그걸 보장해 주는 줄 알았다.

하지만 당시 한의대에서 배웠던 한의학은 '뜬구름 잡기'였다.

침자리인 경혈을 배우는 경혈학을 예로 들어보자.

합곡(合谷)이 두통, 고혈압이나 저혈압, 시력저하, 탈모, 코피, 치통, 잇몸 통증, 구내염, 여드름, 종기, 기미, 주근깨,

턱관절장애, 목의 부종 및 통증, 발열, 이명, 신경통, 손의 저림이나 통증, 위염, 위경련, 복통, 설사, 변비, 천식이나 부종, 차멀미나 숙취, 피곤할 때, 여성의 생리와 관련해 월경곤란증, 월경통, 월경불순, 간질, 심신증, 경련 등에 치료 효과가 있단다.[5]

이뿐만이 아니다, 모든 경혈이 이 모양이다.

대학교수로 재직할 때였다.
"교수님! 어제 침 맞고 이가 안 아파요, 어제랑 똑같이 놔주세요!"
'어제 어디에 놓았더라?'
어디에 놓은 침이 치통에 효과를 낸 치료자리인지, 나는 몰랐다. 그래서 어제보다 더 많이, 여기저기 수북이 꽂았다.

환자가 아프다고 하는 데마다 군말하지 않고 다 놓아 줬다.

어디에 꽂은 침이 치통에 효과를 내는지 모르니 친절하기라

---

5) 세리자와 가츠스케 지음,『질병을 치료하는 지압 동의보감2』, 김창환·김용석 편역, 중앙생활사, 2016, p.164-165.

도 해야 했다. 환자의 말이라도 열심히 들어줄 수밖에 없었다. 다행히 수북이 꽂은 침자리 중 어느 게 효과를 내는지는 몰라도 아무튼 효과를 내고 친절하게 환자의 얘길 잘 들어주니 인기는 있었다.

하지만 무수히 많은 혈자리 중 어디를 꽂아야 하고, 어디에 놓은 침이 효과를 내는지 알지 못하니 답답한 노릇이었다.

환자가 좋아져도 의사인 나는 행복하지 못했다.

좋아지면 왜 좋아지고, 안 나으면 왜 안 낫는지 그 이유를 몰랐기 때문이다. 특히 내가 담당한 중풍 환자들이 재발하거나 악화되어 돌아가시면, 며칠씩 식음(食飮)을 전폐(全廢)했다.

'왜 열심히 치료했는데도, 더 나빠지는 걸까?'

그게 한의사로서 지난 나의 모습이었다. 모든 한의사가 그렇다는 건 아니다. 하지만 지금은 다르다. 침을 자유자재로 구사할 줄 안다. 왜 합곡의 효능이 머리에서 발끝까지인지

이젠 이해한다.[6]

왜 그때는 몰랐을까? 원리에서 출발하지 않았기 때문이다.

결과만 답습했기 때문이다. 교과서에 나오는 지식을 이유도 묻지 않고, 무조건 암기하려고 했기 때문이다. 물론 입학 초기에는 의문도 가졌다. 그러나 그 해답을 찾을 수 없어 포기했다.

지금은 어떻게 가능한가. 인체파동원리 덕분에 프랙탈원리[7], 시소원리[8], 좌우 균형 · 상하 균형, 곧 균형원리를 이해한 까닭이다. 그 얘기를 하려고 한다.

의학에 문외한인 박종부 선생이 나를 포함한 한의사 제자들에게 누차 했던 말이 "사기꾼들아! 그만 사기 쳐라."였다.

"백회(百會)혈이 왜 백회혈인지, 그 자리의 의미가 뭔지, 치료효과가 뭔지도 모르면서 그저 학교에서 배운 대로, 선생이 가

---

6) 치료편 9장 파동원리로 알게 된 경혈의 원류에서 설명한다.
7) 부분이 전신의 축소판이라는 것으로 부분과 전체가 똑같은 모양을 하고 있다는 것.
8) 시소의 한쪽 끝을 다스려 반대편 끝을 치료하는 것.

르쳐 준 대로, 아무 생각 없이, 그저 맹목적으로 지식을 습득하고 답습하는 너희들이 진짜 소경[9]이다."

"소경이 소경을 인도하는 게 바로 사기꾼이다. 안 되는 거는 쏙 빼놓고, 되는 경우만 갖고 큰 소리 치는 게 사기꾼이다."

---

9) 눈이 멀어 앞을 보지 못하는 사람.

파동원리를 접한 지 48시간이 채 안 되었는데!

2003년 10월 16일 포털사이트 다음(DAUM) 카페 〈인체파동원리〉(www.padong.or.kr)에 쓴 글을 고쳐 옮긴다. 내가 인체파동원리 창안자 박종부 선생을 처음 만난 지 이틀이 채 지나지 않은 상태에서 파동원리를 배우기로 결심하게 된 과정이 이렇게 기록되어 있다.

내가 인체파동원리를 알게 된 계기

저는 세명대학교 한의과대학 교수로 부속한방병원에서 중풍클리닉과 두통클리닉을 담당하고 있습니다.

중풍 분야에서는 공신력을 갖고 있는 제가 파동원리를 처음 접한 것은 이틀 전 존경하는 선배 한의사와 박종부 선생의 충주 방문으로 시작되었습니다.

10개월 전, 숨뇌 부위의 경색(medullary infarction)[10]으로

---

10) 숨뇌(연수)는 호흡과 생명을 관장하는 부위로 이곳에 병변이 생기면 스

물도 전혀 삼키지 못해 항상 빈 음료수병을 들고 다니며 침을 뱉어야 했던 60대 남자환자를 고친다고 하길래……. 음식물은 당연히 직접 위장에 삽입한 관을 통해 공급받아야 했습니다.

이 환자분의 주치의인 후배 교수의 얘기로는 본인이 6개월 동안 치료해 봤지만 효과가 없어 선배 한의사를 통해 알게 된 박 선생을 초빙하게 되었다고 저에게 자초지종을 설명했습니다. 참고로 그는 인체파동원리의 발견자입니다.

치료 장면을 목격하면서 느낀 소감은 한마디로 충격을 넘어 '경악' 그 자체였습니다.

'무슨 해괴망측한 장면이란 말인가!'

환자의 온 몸에 침이 수백여 개 꽂혀 있었습니다. 게다가 박 선생이란 작자가 수십여 개의 향에 불을 피워 기(氣)치료를 한답시고 환자의 몸 위로 향불을 휘젓는 모습을 보니 마치 무당이 향 피우고 굿하는 장면과 흡사했습니다.

스로 호흡을 할 수 없거나 심장 박동이 불규칙해지고, 음식을 제대로 삼킬 수 없다. 목소리를 내지 못하고 혀를 잘 움직이지 못한다. 심한 경우 전신마비가 올 수도 있다.

더군다나 시술한 지 얼마 되지도 않은 것 같은데, 마시지도 못하는 물을 마시라고 하니……. 흡인성 폐렴이 생기면 어쩌나 걱정이 앞섰고, 역시나 환자는 물을 토하고 말았습니다.

'돌팔이는 대책 없구나. 막무가내구나.'

그러나 놀랍게도 침도 삼키지 못하던 환자가 단 한 번의 치료로 물을 삼키게 되었습니다.[11]

솔직히 환자와 치료자가 서로 '짜고 친 고스톱'이라는 생각이 먼저 들었습니다. 하지만 그러자니 제가 그동안 존경하던 선배와 아끼던 후배 교수를 불신해야 하는 딜레마에 빠졌습니다. 그래서 내린 결론은 '소발에 쥐잡기 식으로, 우연히 그럴 수도 있겠지…….'였습니다.

치료를 끝낸 후 대화를 통해 '파동원리에 뭔가 있구나…….' 하는 느낌을 받았습니다. 선배 한의사는 40년 가까이 소아마비로 발바닥 뒤꿈치가 땅에 안 닿았는데, 박종부 선생한테 몇 번 치료받고 발바닥을 땅에 닿고 걷게 되었다며, 이 치료법을 무조건 배워야 한다며 당장 교육비 천만 원을 입금하라고 종

---

11) 그 다음날 아침 보호자가 전하는 말에 의함.

용했습니다.

그 당시 제 생각에는 선배가 급히 쓸 돈이 필요해서 그러는 게 아닌가 하는 생각도 들었지만, 16년을 존경하는 선배로 친하게 지내 왔기에 차라리 돈 떼이고 인간 관계를 정리하는 것도 괜찮다는 생각이 들기도 했습니다.

그날 밤 잠자리에서 저는 심각한 고민에 빠졌습니다. 그동안 대학병원에서 인턴, 레지던트 트레이닝을 받고, 대학교수로 수많은 중풍 환자들을 치료해 오면서 학생들이나 일반인들에게 "의학은 절대적인 게 있을 수 없다. 치료되는 것은 되지만, 치료가 안 되는 것은 누가 해도 안 되는 것이다."라고 설파해 오던 저였는데…….

과연 한 번의 시술로 병의 증상이 모두 없어지는 '일도쾌차(一到快差)'가 있을 수 있는 일인가?

'지구는 둥글다'는 갈릴레오의 주장을 처음에는 세상 사람들이 인정할 수 없었듯이, 저는 '일도쾌차'를 받아들일 수 없었고, 그 사실을 인정한다는 것은 한의대와 임상에서 16년을 보낸 저에게는 도저히 받아들일 수 없는 절대명제이자 존립 근거였습니다.

그러나 '뭔가 있을 것 같다'는 느낌도 그날 밤까지의 일이었습니다. 자고 나니까 어젯밤의 일이 마치 술에 취해, 꿈을 꾼 것처럼 느껴지면서, 이성(理性)이 서서히 그 치료 사실을 부정하기 시작했습니다.

그래서 저희 대학병원에 입원한 중풍 환자를 대상으로 직접 치료 효과를 확인해 보고 싶었습니다.

다음날 오후 박종부 선생을 모시고 제 진료실에서 당뇨병을 과거력으로 갖고 있으면서, 뇌경색으로 강릉아산병원에서 2개월 간 입원 치료를 받다가 전날 저희 병원에 입원한 78세 여자 환자를 대상으로 확인에 들어갔습니다.

전날 물도 삼키지 못하던 환자의 치료 장면을 목격하고 대화를 통해 파동원리의 효과가 분명히 있다는 사실을 알겠지만, 제가 확인하고 싶었던 것은 전혀 불가능하다고 생각되는 '상지 마비(수평 이동은 가능하지만 수직으로 팔을 들지는 못하는 Grade 2 상태.[12] 그것도 발병한 지 2개월이 지났음에도 차도가 없는 연로한 분을 대상으로)를 한 번의 시술로 조금이라도 회복시킬 수 있을까?' 하는 것이었습니다.

---

12) 팔의 운동장애 평가는 전혀 못 움직이면 Grade 1, 옆으로 약간 끌 수 있는 상태는 2, 수직으로 들어서 가슴까지 올릴 수 있으면 3, 코까지 올릴 수 있으면 4, 정상 상태는 5이다.

저를 포함해서 기존 한방과 양방의 어떤 치료로도 단 1회의 시술로 이런 상태의 팔을 수직으로 들어 올리는 것은 불가능합니다.

침을 백여 개는 꽂은 것 같았습니다. 그런데 이번에도 박종부 선생은 뜸도 들이지 않고 침을 꽂자마자 바로 마비된 팔을 들어 보라고 해서 깜짝 놀랐습니다.

그 순간 주마등처럼 스쳤던 생각은 '설마, 전혀 못 쓰던 팔이 번쩍 들리는 건 아니겠지…….'였습니다.

지면에서 팔을 끄는 것조차 힘들어하던 할머니는 마비된 팔을 힘겹지만 배 위까지 올릴 수 있었습니다. Grade 2>1인 팔이 Grade 2>3 정도까지 가능하게 되었습니다.

'치료가 힘든 병을 한 번에 고친다'는 일도쾌차가 이 환자에게 통하지 않았습니다.

'일도쾌차는 드라마에선 가능할지 몰라도 실제 일어날 수 없다'고 떠들어왔던 저에게는 천만다행으로 여겨졌습니다.

그렇다고 해서 파동원리의 치료 능력이 반감되는 것은 아니었습니다. 오히려 그 환자의 상태가 Grade 5까지 되지 않았기 때문에 저는 파동원리에 대해 믿음이 더 생겼습니다.

박종부 선생의 침법이 과학으로 느껴졌습니다.

이전까지는 부끄럽지만, 침도 한약과 마찬가지로 시간이 지나면서 서서히 효과를 내는 거지, 침을 꽂자마자 바로 효과를 내리라고는 상상도 못했고, 또 그런 실력도 없었던 저였기에 충격이 컸습니다.

더군다나 신경 손상으로 인해 최소 3주에서 6주는 지나야 회복될 수 있는 상태를, 또 발병한지 2개월이 지나도록 차도가 없는 연로한 분을 상대로 단 한 번의 침 시술로 그 정도의 효과를 냈다는 사실에 관심이 생겼습니다.
실제 발병한 지 2~3개월이 지난 상태에서도 팔의 근력이 그 정도라면 더 이상 치료 효과를 기대하기 힘든 게 엄연한 현실입니다.
게다가 장기간 마비된 팔로 인해 어깨 인대가 늘어나 어깨와 팔 사이가 좀 벌어진 상태를 보고, "이 환자 팔이 빠졌구먼……" 하는 말에 절로 웃음이 났습니다.

의학에 문외한인 그가 단지 원리에 의존해 치료해 낸다는 사실이 대단해 보였습니다.

기존 치료는 축적된 경험의 산물인데, 파동원리는 전혀 사람을 치료해 본 적도 없이, 병명도 모르는 상태에서도 가능하다는 게 신기했습니다.

"연하 장애가 뭔데? 연하의 남녀를 만나서 생기는 병이야 뭐야?"
"그게 아니라, 물이나 음식을 삼키지 못하는 겁니다."
"그럼 먹게 하면 되네."

"중풍이 뭔데?"
"뇌혈관이 막히거나 터져서 팔다리가 마비되어 움직이지 못하는 겁니다."
"그럼 팔다리 쓰게 해 주면 되는 거네."

세상에 이런 치료법이 어디 있단 말입니까?

지금까지의 제 얘기를 여러분은 믿을 수 있겠습니까? 직접 눈으로 확인하지 못한 많은 분들은 믿을 수 없으시겠지만, 저는 믿을 수밖에 없었습니다.

파동원리를 접한 지 이틀이 채 안 되었지만, 그럼에도 불구하고, 이 치료원리의 대강에 대해 쉽게 이해할 수 있었기에, 박종부 선생이 발견한(저의 짧은 소견으로는 신이 내려 준 선물이라고 생각해서) '인체의 파동원리'는 지금까지의 어떤 의학원리나 치료 기술보다 한 차원 높은, 획기적인 이론(알고 나면 너무 쉬워 "에계, 이거였어." 하시겠지만…….)이자, 치료법이라고 자부합니다.

2003년 10월 16일 남창규 배상

추신) 이 책을 쓰는 2018년 현재에도 그 당시를 회고하면 어떻게 그런 만용이 나왔는지 의문이 든다. 검증되지도 않은 정체불명의 인터넷 카페에 대학교수의 신분으로 버젓이 실명 공개한다는 게……. 어쩌면 그런 용기가 있었기에 인체파동원리를 제대로 알아 갈 수 있지 않았나 자평해 본다.

지나고 보면, 현 의학에서도 난치 아니 불치에 가까운 연하장애(삼킴 곤란) 환자를 상대로 한 번에 고치겠다고 덤비는 것 자체가 얼마나 무모한 일인가.

그걸 일반인에게 요구하고 기대한 한의사나, 하려고 덤빈 박종부 선생 모두 특이하다.

뇌와 척추의 긴장을 풀어 주려고 환자의 몸에서 그곳에 해당하는 자리를 다 잡다시피 하다 보니 침을 그렇게 많이 꽂을 수밖에 없었고, 악귀(惡鬼)를 쫓기 위해 향불을 피운 게 아니라, 피부 속 깊숙이 긴장되고 뭉친 곳들을 풀어 주려고 향기(香氣)치료를 했다는 사실을 파동원리를 알게 된 지금은 충분히 이해하게 된다. 한 발 더 나가 나도 이제 그 짓을 하려고 하니 격세지감을 느낀다.

침 한 개를 꽂든, 수백 개를 꽂든, 왜 꽂았는지 어떤 효과를 기대할 수 있는지 누구에게나 쉽게 설명할 수 있어야 제대로 된 '침쟁이'다. 인체파동원리를 알면 그게 가능하다.

'침쟁이'는 침술로 병을 다스리는 의원을 낮잡아 이르는 말이라고 네이버 국어사전에 나온다. 그래도 나는 이 말이 정이 간다. 쟁이란 말에서 장인 정신이 느껴지기 때문이다.

한의사란 점잖은 표현도 있지만, 애써 침과 관련해서 '침쟁이'란 표현이 나에겐 낮잡아 보이는 게 아니라, 도리어 존경스럽게 느껴진다. 그래서 한의사로서의 당당함을 에둘러 '침쟁이'로 표현한 것이다.

제2장

의학의 문외한이
발견한 파동원리

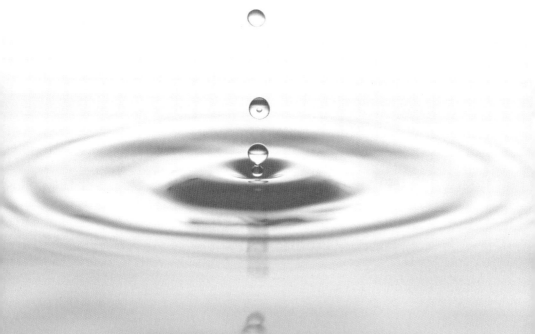

박종부 선생은 파동원리를 어떻게 알게 되었나?

"박종부 선생은 어떻게 알게 되었습니까?"

많은 분들에게 듣는 질문이다. 어떻게 의사도 아닌 일반인이 누구한테 배우지도 않고, 혼자서 그걸 알아낼 수 있단 말이냐? 외국 서적이나 한의서에서 본 내용이나, 여러 사람으로부터 들은 것들을 짜깁기해서 만든 게 아니냐?

스스로도 얘기하고, 지난 5년간 내가 그의 곁에서 직접 보고 느낀 바로도 파동원리는 박종부 선생이 독창적으로 발견하고 창안한 독특한 이론이다. 이 책을 쓰고 있는 지금도 변함없는 생각이다. 어느 누구도 우리 인체를 이렇게 '삐딱하게' 바라보고 설명한 사람은 없었다.

구체적으로 박종부 선생이 파동원리를 알게 된 사연을 소개하고자 한다. 이 사건들이 씨줄과 날줄로 엮어져 파동원리가 탄생하게 된 것이다.

좌병우치(左病右治), 우병좌치(右病左治)

"1985년경 신학교에 다닐 때였지요. 전 세상 공부에 관심이 없었어요. 주어진 틀 안에 갇혀 맹목적으로 암기하는 방식에 강한 거부감을 갖고 있었기 때문이지요. 고등학교 다닐 때에도 반에서 뒤에서 1~2등을 다퉜어요.

부산 모 대학교를 1년 다니다가 신학교로 편입했지요. 나보다 열 살 연상의 친구가 있었어요. 여러분은 이상하게 생각하겠지만, 나에겐 선생도 친구도 없었어요. 그나마 친구라고 부를 만한 이가 이 친구예요. 지금은 인천에서 목사로 있지만……. 그 친구가 D대 한의대를 1~2년 다니다가 중퇴하고 내가 다니는 신학교로 편입해 왔어요.

하루는 부산 광안리에 사는 그 친구 누나 집에 놀러 갔어요. 술에 절어 얼굴이 거무튀튀한 50대 후반의 매형이 한약방을 하고 계셨지요.

좁은 홀에 앉아 있는데 40대 후반으로 보이는 중년 부부가 고급차를 타고 와서는 친구 매형을 찾더군요. 한참을 지나서야 나오고도 미안한 기색 없이 대뜸 반말 투로 얘기하더군요.

"어떻게 왔어?"

"왼쪽 다리가 당겨서 걷지를 못해서 왔어요."
친구 매형은 환자에게 무릎을 꼬고 앉게 한 다음, 먼 산을 보게 하고는 오른 주먹으로 멀쩡한 오른쪽 허벅지를 세게 주먹으로 치더군요. 순간 아주머니는 비명을 지르면서 욕을 내뱉고 문을 세게 박차고 나갔습니다.

"경찰서에 당장 전화해요. 저 새끼 콩밥 먹이게……."

이 광경을 숨죽이면서 목격했지요. 그런데 문을 박차고 나갈 때만 해도 절룩거렸는데, 어느 순간부터는 멀쩡하게 잘 걷는 거예요. 신기하다는 생각도 잠시, 그 아주머니도 그걸 느꼈던지 얼마간 차 안에서 대화를 나누더니 차에서 내려 다시 돌아오는 거예요. '꽝' 닫았던 문을 조심스레 열고는 고개를 빼꼼 들이밀면서 이번에는 아주 공손한 어조로

"저어, 선생님 좀 불러 주세요."

이번에도 한참을 지나서야 친구 매형이 나타나서는

"뭔데?"

"한약 좀 지어 주세요."

주저주저하면서 말을 이어 가더군요.

"저어, 한 대만 더 때려 주시면 안 돼요?"

이번에는 세게 맞고도 비명을 지르기는커녕 "감사합니다"를 연발하면서, 고마워하며 돌아가더군요. 물론 처음 한약방에

들어올 때는 왼쪽 다리를 질질 끌다시피 하면서 왔지만, 돌아갈 때는 멀쩡하게 갔지요.

'아픈 다리를 놔두고 왜 멀쩡한 다리를 치료해도 나을까?'

"왜 멀쩡한 반대편 다리를 때렸는데, 아픈 다리가 낫는지 그 이유를 아니?"

"잘은 모르지만 한의학에서 왼쪽이 아프면 오른쪽을 치료하고(좌병우치), 오른쪽이 아프면 왼쪽을 치료(우병좌치)하는 원리란 게 있어."

친구와의 대화에서도 답을 못 찾고 이후로도 한참을 고민 속에 지냈지요.

그러던 어느 날 제가 낚시를 좋아해서 낚시터에 앉아 있는데, 물방울이 떨어져 물결이 퍼져 가는(파동: 물결 波, 움직일 動) 걸 보고, 그때서야 그 이유를 깨달은 거지요.

'우리 몸도 하나의 웅덩이(연못)로서 균형을 이루게 하면 되는구나.'

"그게 인체파동원리의 시작이에요."

'왜 아픈 곳이 아닌 다른 자리에 자극을 줘도 나을까?'

누구나 한 번쯤은 이런 의문을 가져 봤음직하다. 하지만 그걸로 끝이다. 나를 포함한 대다수의 한의사들은 '교과서에 나오는 이론이니까, 우리 몸에서 기(氣)는 경락으로 연결되어 있으니까 반대편을 자극해도 낫는 거지.' 당연시하고 의구심을 가지지 않는다. 처음부터 '왜(why)' 그런지 생각하는 법을 잊어버리고, 학교에서 선생이 전해 주는 지식의 습득에만 몰두하고 만다.

우연히 목격한 사건을 통해 끊임없이 고민하면서 그 답을 찾으려는 노력이 성과를 이루어 냈다.

물방울이 물에 떨어져 떨어진 부위에만 충격을 주는 게 아니라, 연못 전체로 퍼져 간다. 연못가에 부딪친 물결은 다시 돌아오면서 퍼져 나가는 물결과 맞부딪쳐 상쇄되어 없어진다.

힘(에너지)의 전달과 분산을 통해 균형을 이루는 것이다.

우리 몸도 마찬가지다. 왼쪽 다리에 생긴 통증은 그 자리에만 머물지 않고 균형을 이루기 위해 몸 전체로 충격을 분산한다. 그 통증을 없애려면 반대편인 오른쪽 다리에 파동을 만들어 상쇄시켜 주면 된다.

멀쩡한 오른쪽 다리를 더 아프게 해 균형을 맞춰 주면 된다.

우리 몸은 좌우 균형을 이루고 있다. 왼쪽이 긴장 상태이면, 오른쪽은 이완 상태를 이뤄 균형을 유지한다. 왼쪽 다리가 아프면 이곳은 긴장 상태다. 당연히 오른쪽 다리는 이완 상태다.
이완 상태인 오른쪽 다리에 주먹을 때려 충격을 주면 그곳이 긴장 상태로 바뀐다. 자연스레 긴장 상태인 왼쪽 다리는 이완 상태로 바뀌어 균형을 맞춘다.

아픈 곳이 아닌 멀쩡한 곳(?)을 때려도 낫는 이유다.
시소원리, 균형원리다. 좌우 균형, 상하 균형, 전후 균형이다.

그는 우리 몸이 아프고 치료되는 과정을 물결(波)이 쳐서 퍼져 가는(動) 파동으로 이해하고, 균형으로 설명한 것이다. 그래서 처음에는 '에너지(힘)균형원리'라고 불렀다가, 눈에 보이지 않는 에너지(힘)를 일반인이 이해하기 힘들겠다 싶어 '인체파동원리'라고 한 것이다.

'파동은 왜 퍼져 나가는가? 균형을 이루기 위해서다. 시소 한쪽 끝과 균형을 이루는 곳은 반대편 끝이다.' 시소원리다.

한쪽이 내려가면 반대편이 올라간다. 반대편을 내려서 균형을 맞춘다.

박종부 선생이 처음 균형원리를 발명했다고 주장하는 게 아니다. 이전의 어느 누구도 몰랐다는 얘기도 아니다. 알고 쓰든 모르고 쓰든 늘 사용하는 말이 균형이다. 밸런스(balance)다.

균형원리는 이 세상이 작동하고 있는 원리여서 세상 어디에서나 사용되고 있지만 이걸 제대로 이해하고 활용하고 있지 못한 걸 재차 설명해 주었다는 얘기다.

오작동도 마찬가지다. 이전에도 '뇌가 착각하고 있다'는 여러 논문들이 있었다.

하지만 '구슬이 서 말이라도 꿰어야 보배'다. 그는 세상이 '프랙탈', '오작동'과 '균형'의 원리로 작동한다는 사실을 꿰어서 설명했다.

한의학의 원류(源流)였던 우리 조상들은 '좌병우치, 우병좌치', '상병하치(上病下治), 하병상치(下病上治)' 하면 균형이란 것을 알았지만…….

후대 사람들은 단순히 자리에만 연연해 균형이란 원리를 잃어버렸다.

'인체는 소우주이고, 부분이 전체를 대변하고, 전체는 부분의 총합이다.'라는 말은 한의학의 대명제다. 한의사뿐만 아니라 일반인들도 아는 얘기다. '얼굴이나 손발에 인체가 축소되어 있다'는 프랙탈원리가 새로운 것도 아니다. 하지만 이걸 활용하고 써먹지를 못했다.

박종부 선생이 '같은 모양의 에너지들이 무수히 반복한다'는 에너지 틀(에너지 장)의 복제로 해석하고 균형으로 설명한 것이다.

인체파동원리가 세상에 알려지게 된 과정

박종부 선생은 갈비뼈(뼈 하나에도 몸 하나, 인체가 들어 있다, 프랙탈원리) + 인체의 오작동(프로그램의 잘못됨, 특히 뇌의 오작동) + 우리 몸은 갇힌 웅덩이(통증을 배출하지 못하는 구조) + 물방울이 물에 떨어져 물결이 퍼져 가는 현상(파동) + 한의학에서의 좌병우치, 우병좌치(균형)에서 인체파동원리를 창안한 것이다.

하지만 이를 알고서도 단번에 세상에 드러내지를 않았다. 순진한 생각일지 모르지만 이런 이치는 어느 누구나 알고 있고 곳곳에서 사용되리라 생각했다.
어머니께서 허리 통증으로 고생하시길래 허리에 해당하는 파동(균형, 치료, 대응)자리인 반대편 팔등에서 손목 근처의 요골을 지압해 드렸다. 지압으로 인한 극심한 통증으로 비명을 지르셨다.

"네가 무슨 의사라고. 아프게 지압해서 나를 고생시키냐?"

크게 화를 내셨다. 그런데 지압하자마자 바로 허리는 아프지 않으셨다고 한다.

이 한 번의 사건으로 파동지압의 효과를 확인한 후로는 누구를 치료해 본 경험이 전혀 없는 상태로 17년을 살아왔다. 그러다가 포항에 살면서 알게 된 의사 최 모 원장을 통해 인체파동원리를 이용해 의료인들을 교육시키고, 세상 사람들에게 알릴 수 있는 길이 있다는 것을 알게 되었다.

2002년 2월 11일, 포털사이트 다음에 〈인체파동원리〉란 카페를 개설하고 정모(정기 모임)를 통해 무료로 사람들에게 지압자리를 알려 주고, 우리 몸이 아픈 까닭과 지압만으로도 치료되는 이유를 가르쳐 주었다.

하지만 무료로 배웠던 사람들이 인체파동원리를 이용해 돈벌이로 활용하며, 마치 자신이 연구 개발한 것인 양 포장하고, 거짓으로 사람들에게 사기 치는 것을 보고는, 무료로 강의하고 치료해 주는 것을 접고, 제도권 의료계를 통해 인체파동원리를 알리기로 결심하였다.

일반인이 의료인과 함께 하려면 뭔가를 보여 줘야 했다. 최원장이 소개해 준 고교 선배 김 모 한의사와 연결이 되었다.

"9개월 동안 치료받고 있는 중풍 환자가 있는데, 차도가 없습니다. 혹여 마비된 그 환자의 팔을 낫게 할 방법이 있습니까?"

"반대편 둘째손(발)가락이나 같은 편 넷째손(발)가락 끝마디에서 뼈가 갈라지는 부위까지 침을 열 개 놓으세요."

그 다음날 그 원장으로부터 전화가 왔다.

"이때까지 내가 아는 방법으로 다 해도 별반 효과가 없었는데, 가르쳐 준 자리에 침을 꽂았더니 좋아지네요. 그런데 돌 지나면서 걸린 소아마비로 한쪽 다리가 불편한데, 이것도 좋아질 수 있습니까?"

"당연하지요. 어디까지 좋아지길 바라는데요?"

"글쎄요. 다 바랄 순 없고. 발바닥 뒤꿈치가 땅에 닿지 않는데. 딛고 걸을 수만 있으면 좋겠어요."

"그럼 반대편 엄지손가락 끝마디에서 손허리뼈 끝까지 침을 열 개 꽂으세요."

처음 발바닥을 봤을 때에는 아기 피부처럼 뽀얗게 생겼다고 했다. 몇 번의 침 치료로 40여 년 동안 발바닥을 딛지 못하고 살아온 그 원장이 발바닥을 땅에 딛고 걸을 수 있게 되자 그 원장의 기쁨은 이루 다 표현할 수 없었다.

결국 본인의 소아마비와 치료하던 중풍 환자의 마비된 팔이 좋아지는 걸 목격하고, 함께 파동한의원을 오픈하면서 인체 파동원리가 제도권에 알려지게 되었다. 필자는 대학 선배인 그 원장의 소개로 만나 인체파동원리를 알게 되었다.

세 살 버릇 여든까지 간다

우리 속담에 '세 살 버릇 여든까지 간다'는 말이 있다.

인간의 뇌는 뭐든지 즉각적으로 받아들이게 되어 있다. 그래서 태어나자마자 모든 사물을 보고 판단할 때, 스펀지가 물을 빨아들이듯 모든 것을 받아들인다. 아기가 말하지 못하고 움직이지 못해서 어른들 보기에 가만히 있는 것 같지만, 아기의 눈은 끊임없이 사물을 보고, 뇌에 저장한다.

그러나 세 살 무렵이 되면 이런 틀에서 벗어나 그동안 무조건 받아들인 지식에 대해 정리하려고 한다. 그게 바로 '왜 (why)'이다. 그래서 나오는 질문이 "이게 뭐예요?"이다.

그것으로 끝나지 않는다.

"그런데, 왜 ~예요?"

답을 원하는 게 아니다. 왜 그런지 그 이유를 알아야 직성이 풀리는 것이다.

"왜, 그런 거예요?"가 세 살 무렵의 아이에게 나타나는 특징적인 현상이다.

제도권의 모든 교육이 '1+1=2' 암기식, 주입식으로 가르치다 보니까, 아이들도 그 틀 속에 갇혀 별다른 의문 없이 지나치지만, 세 살 무렵의 아이들에게는 발명왕 에디슨처럼 도리어 '1+1은 무조건 2'가 이상한 것이다. 그래서 "왜 2가 되는데요?", '왜'가 자연스럽게 나온다.

이런 세 살 아이의 특성을 제대로 이해해야 한다. 어른들 생각에 귀찮다고 "2라면 2이지, 어른한테 무슨 말대꾸야, 그냥 그렇다면 그런 줄 알아." 억누를 게 아니다.

"잘했다. 좋은 질문이야." 칭찬하고, "글쎄, 왜 2일까?" 한 번만 반문해 주면 된다. 그렇다고, 답을 바로 가르쳐 주란 얘기도 아니다.

그냥 '왜 그럴까?' 한 번만 물어봐 주면 된다.

제대로 방향을 잡아 주면 그 아이는 항상 '왜'가 습관이 되기 때문에 세 살 버릇이 여든까지 가서 천재가 되는 것이다.

그렇다면 그렇게 교육받지 못한 지금의 어른들은 어떻게 해야 할까. 다시 세 살 때로 돌아가면 된다.

무조건 받아들이기보다는 "왜 그럴까?", "왜 그래야 하지?" 항상 '왜'만 생각한다면 우리는 세 살 적 그 시기로 다시 돌아갈 수 있다.

박종부 선생이 원리수학을 개발하게 된 계기도 바로 '왜' 때문이었다고 한다.

과외 선생으로 학생을 가르치면서 "삼각형의 면적은 어떻게 됩니까?"란 질문을 받았는데, 그 순간 '밑변 곱하기 높이 나누기 2'라는 공식이 떠오르지 않더란다. 하도 창피하고 당황이 되어 '꼭 삼각형의 면적은 밑변 곱하기 높이 나누기 2여야만 할까, 다른 방법은 없을까?' 고민했는데, 마침 '사각형의 반'이란 생각이 떠올랐다.

"그동안 내가 무조건 암기만 해 왔구나, 잘못된 학습 방법 (사고)을 해 왔구나."

그때부터 발상의 전환을 통해 원리수학을 개발했다고 한다.

선생이 "A는 B이다"라고 가르쳐 줬다고 해서, 제자가 무조건 "네" 해서는 발전이 없다.

"왜 그럴까?" 항상 고민하는 사람이 되어야 한다.

그래서 학생들에게 '왜'의 중요성을 강조하다 보니, 어떻게 하면 학생들 머리에 제대로 각인시킬까 고민하다가 나온 게 그림에서 보는 것처럼 여자의 나신이 떠올랐고, 그걸 그려 주니까 학생들이 좋아했지만, 그것도 사춘기 학생들에게는 불순해 보여 어떻게 하면 거부감이 안 생기게 할까 고민하다가 얼굴을 그렸고, 자꾸 그리다 보니까 「라이언 킹」에 나오는 원숭이 얼굴처럼 되었다.

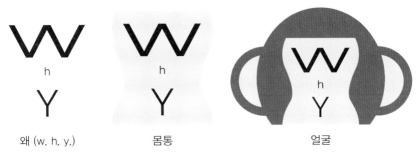

왜 (w. h. y.)　　　　몸통　　　　　　　　얼굴

그림 2 왜(why)

'왜(why)'만 이해하면 우리 몸에서 파동자리도 자연스레 알 수 있다. 'why'가 여자의 몸통이 되고, 그게 얼굴이 된다.

'몸통 하나에 얼굴 하나(인체)가 들어 있다.'

몸통이 곧 원숭이의 얼굴이 되듯이 사람에서도 흉복부에서 얼굴이 만들어지고, 얼굴에서도 몸통 하나가 만들어진다. 그래서 손발, 팔다리, 귀에도 인체가 그려진다.
박종부 선생이 인체파동원리를 알게 된 게 특별해서도, 공

부를 많이 해서도 아니다. '왜' 하나만 붙잡고 살아왔기 때문
이다. '왜'에서 출발해 파동원리를 발견하고, 치료자리도 알
게 된 것이다.

너무 쉽고 간단하다는 인체파동원리가 어려운 이유가, 손바
닥 한 번 치고 다 알았다고 하지 못하는 이유가 바로 '왜'를
잊어버렸기 때문이다.

제3장

인체파동원리는 프랙탈원리

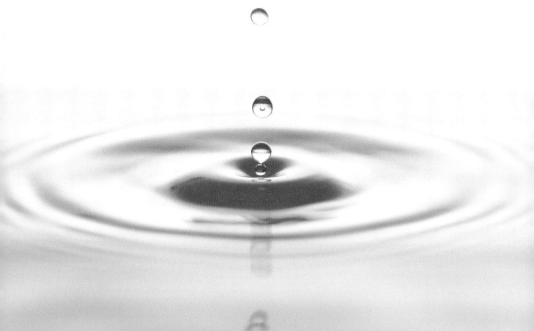

파동자리가 진단과 치료의 근거가 되는 이유

얼굴과 손발, 팔다리가 다른 곳 같지만 다르지 않다. 얼굴이나 손발에도 오장육부가 들어 있기 때문이다. 마찬가지로 팔다리에도 얼굴이나 몸통이 들어 있다. 수지침, 이침, 족침을 연상하면 된다.

심장은 얼굴에서 왼쪽 눈에 해당하고, 손(발)바닥, 팔다리에도 심장(왼쪽 눈)자리가 있다. 당연히 손(발)가락에도 있다. 뇌에서는 이 모든 곳이 떨어져 있어도 동일하게 한 곳으로 인식한다. 똑같이 파동이 치는, 균형을 이루는 곳이기 때문이다.

발생학적으로 봐도 하나의 세포가 무수히 복제되어 몸 전체를 이룬다. 세포 하나가 분열하여 심장이 되고, 간이 되며, 뼈가 되고, 팔다리가 된다. 그리고 각각의 장기와 관절, 뼈가 모여 완전한 사람의 형체를 갖춘다. 결국 세포 하나와 사람 전체가 같다고 볼 수 있다.

'전체를 쪼갰을 때 부분 안에 전체가 들어 있다'는 프랙탈원리이다.

사진 3-1을 보면, 임신 8주차 태아의 모습이 신장(콩팥)과 귀를 닮았다. 부분(콩팥이나 귀) 안에 전체(사람)가 들어 있다.

하지만 심장의 모양이 전체 사람의 모양과 다른데 어떻게 심장이나 간ㆍ뼈와 팔다리, 곧 부분 안에 사람의 형체가 들어 있다고 할 수 있을까? 세포의 구조와 모양이 다 제각각인데 어떻게 같은 모양이 복제되어 있다는 말인가? 복제되었다면 도대체 무엇이 복제되었다는 얘길까?

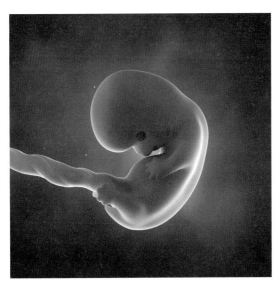

사진 3-1 프랙탈 구조
임신 8주차 태아

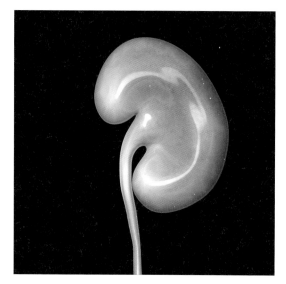

신장

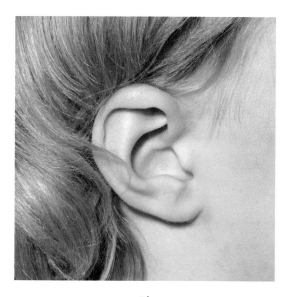

귀

어떤 물질이나 물체가 존재하게 하는 힘이 에너지이며, 에너지는 에너지 장에서 나온다.

차가 움직이려면 기름이 필요하고, 불을 피우려면 연료가 필요하듯, 사람이 활동하려면 음식을 통해 영양분을 공급받아야 한다.

기름이 없으면 차가 움직이지 못하듯, 에너지를 공급받지 못하면 사람은 활동할 수 없다.

지구도 마찬가지다.

자전과 공전을 계속 하려면 끊임없이 에너지가 공급되어야 한다.

에너지는 물체가 가지고 있는, 일을 할 수 있는 능력, 곧 힘(力)을 말한다.

우리가 그 실체를 잘 모르면서도 흔하게 쓰는 '기(氣)'가 바로 에너지이다.

사람의 경우 밥을 먹고 나서 생긴 힘, 밥심이 '기'다. 서양 학문에서는 에너지, 한의학에서는 '기'라고 표현했을 뿐, 다 같은 뜻이라고 보면 된다.

이 힘(에너지)은 물질을 이루게 하는 에너지 장에서 나온다. 에너지 장은 사람이라면 사람의 모양을 갖게 하고, 나

무라면 나무의 모양을 갖게 하는 설계도(유전자 지도)를 유지·운영하는 시스템이다.
이 에너지 장이 하나의 세포에서 무수히 반복(복제, 복사)되어 전신이 된다.

_인체파동원리 창안자 박종부

인체파동원리로 보면, 전신에 사람을 치료할 수 있는 치료 자리가 있다. 하나의 뼈에 하나의 모양(얼굴이나 오장육부, 머리, 척추, 팔다리, 손발)이 들어 있다.

'부분과 전체가 같은 모양을 하고 있다'는 프랙탈원리이다. 하지만 인체파동원리는 모양의 복제가 아니다.

같은 모양의 에너지를 만드는 에너지 틀(에너지 장)의 복제다. 틀(장, 場)이란 벽돌을 찍어 내는 거푸집, 똑같은 모양을 찍어 내는 본(本)이 되는 물건을 생각하면 된다. 똑같은 에너지 모양새가 무수히 반복해 전신을 이룬다는 뜻을 설명하기 위해 썼다.
손(발)가락이나 심장, 간, 뼈, 팔다리의 모양이 전신의 모양과 다르지만 부분 안에 사람을 이루는 에너지 모양이 똑같이 복제되어 있기 때문에 프랙탈원리가 맞다.

다시 말해 모양은 달라도 같은 게 있다. 사람을 이루는 똑같은 에너지 모양이 손발이나 팔다리, 곧 전신에 무수히 반복해 똑같은 사람의 형태를 만든다는 것이다.

부분 안에 전체와 똑같은 에너지를 담고 있다. 부분과 전체가 똑같은 에너지 틀(에너지 장)을 갖고 있다. 프랙탈원리로 이루어져 있다.

하나의 생명체를 만드는 씨앗은 사람의 경우 정자, 나무의 경우 씨앗이다. 이 씨앗 안에 사람이나 나무의 모양을 갖춘 에너지 장(에너지 틀)이 들어 있다. 이것이 자라서 똑같은 사람이나 나무의 에너지 장이 만들어진다.

그러나 자라는 환경이나 여건이 달라지면 모양과 에너지 틀이 달라질 수밖에 없다. 한 부모에서 태어난 형제자매가 생김새와 성격이 다른 이유다. 일란성 쌍둥이도 생김새가 같아 보이지만 자라면서 조금씩 다르다. 에너지 틀이 다르기 때문이다. 다만 한 사람에서 보면 하나의 세포와 전신의 에너지 틀은 같다.

우리 몸의 피부(세포)는 끊임없이 나고 죽고를 반복한다.

위장 세포의 사멸주기는 고작 며칠밖에 안 된다. 1년 전이나 한 달 전의 피부나 세포가 지금까지 그대로 살아 있어서 똑같은 모양을 유지하는 게 아니다.

그럼 어릴 때 생긴 점이나 상처가 없어지지도 않고 그대로 유지되고 있는 이유는 무엇 때문일까? 하나의 에너지 틀(에너지 장)이 변하지 않고 그 틀에 맞춰 계속 생성과 소멸을 반복하며 유지되고 있기 때문이다. 그래서 점이나 흉터도 없어지지 않고 똑같이 유지되고 있다.

이처럼 손(발)가락이나 팔다리의 모양이 전신의 모양과 달라도 인체파동원리로 보면 에너지 장의 복제이기 때문에 뇌에서는 같은 곳으로 인지(認知)한다. 하나의 세포에서 에너지 장의 균형을 맞춰 주면, 전신의 에너지 장의 균형이 맞춰진다.

얼굴이나 손발, 팔다리에 인체가 들어 있고 그것의 모양이 사람

의 모양이 아닌 제각각이라 하더라도 사람의 형태를 만드는, 그 사람을 존재하게 하는 똑같은 에너지 모양, 곧 에너지 틀(에너지 장)은 같기 때문에 한 군데의 에너지 틀을 바꿔서 몸 전체의 에너지 틀을 바꾸는 식이다.

점이 사라지고, 체질이 바뀌고, 암이나 난치병 치료가 어떻게 가능한가? 침을 놓거나 지압을 해서 하나의 세포나 피부의 에너지 틀(에너지 장)을 계속 바꿔 주기만 하면 된다.
그러면 변화된 건강한 에너지 틀에 맞춰 피부나 세포가 새롭게 재생되기 때문에 질병의 틀을 벗어나므로 건강한 틀로 바뀌어 낫는 것이다.
동시에 전신의 에너지 틀도 변화된 건강한 에너지 틀로 바뀌게 되므로 낫는다.

예를 들면 가운뎃손가락을 침으로 자극하면 머리나 목이 좋아지는 게, 모양의 복제가 아니라 사람의 모양을 만드는 **에너지 틀(에너지 장)의 복제**이기 때문에 가능하다.

인체파동원리는 바로 이 **에너지(힘, 기)의 균형**을 맞춰 치료하는 원리다.

어떤 현상이나 물질이 존재하게 하는 바탕이 되는 게 에너지(힘)이다.

물질이 저마다 가진 고유의 성질이 그 물질의 에너지 체계이다.

각각의 물질이 가진 고유의 형태와 모양을 갖추는 에너지(힘)를 만드는 에너지 틀(에너지 장), 곧 에너지 체계는 어떤 현상이나 물질이 존재하게 하는 설계도이다.

어떤 물질이 본연의 형태(모양)를 유지·존속하게 하는 에너지 체계가 무너지면 물질이 가진 고유의 성질이 변하여 다른 물질이 된다.

인체파동원리는 '에너지균형원리'이다.

왜냐하면 인체의 에너지 체계를 바로잡는 방법의 일환으로, 인체의 오작동을 이용하여 어긋난 에너지의 균형을 바로잡아 정상적인 인체 구조를 만들어 건강한 육체를 만드는 원리이기 때문이다.

_인체파동원리 창안자 박종부

혀나 코, 관절에도 몸 하나가 있다

인체파동원리에서는 부분이 전체다.

얼굴도 하나의 몸이다. 얼굴에 있는 기관들도 하나의 몸이다. 기관마다 몸 전체를 담고 있다. 관절도 하나의 몸이다. 뼈마디 하나도 몸이다.
돌출된 부위는 모두 몸 하나이고, 머리다. '부분에 전체(전신)가 들어 있다'는 프랙탈원리로 이루어져 있다.

이 사실을 염두에 두면 침을 놓을 때 응용할 수 있다. 제각기 떨어져 있어도 같은 부분은 서로 통한다. 이마는 폐, 왼쪽 눈은 심장, 오른쪽 눈은 간, 코는 신장·방광, 입은 생식기·항문의 다른 이름이다.
코에서 콧물이 흐른다. 오줌을 누는 요도(尿道)가 연상된다.
입은 먹는 곳이고 항문은 싸는 곳이다. 같은 자리다.
귀도 하나의 몸이다. 왼쪽 귀는 몸의 왼쪽, 오른쪽 귀는 오른쪽의 축소판이다.

돌출된 곳이 머리이므로 귓불이 귀에서 머리에 해당한다.

입안에도 머리가 있다. 돌출한 혀끝이 머리다. 혀도 하나의 몸이다. 혀끝의 모양과 귓불의 생김새가 비슷하다. 같은 머리자리이기 때문이다.

혀끝이 뾰족하거나 치흔(이빨 자국)이나 염증이 잘 생기는 사람은 머리와 목(경추)의 긴장(압박)이 심한 사람이다. 스트레스를 많이 받고 있다는 증거다.

코도 하나의 몸이다. 콧날은 척추(코끝이 머리와 목이고, 안경을 거는 부위는 허리다), 비익(콧날개)은 양쪽 팔(왼쪽 비익은 왼팔, 오른쪽 비익은 오른팔)에 해당한다.

눈썹은 쇄골과 같은 자리다. 왼 눈썹(쇄골)은 왼쪽 다리, 오른 눈썹(쇄골)은 오른쪽 다리이고, 미간(쇄골이 갈라지는 부위)은 꼬리뼈, 엉덩이에 해당한다. 왼쪽 눈썹은 왼쪽 눈을 보호하므로 심장자리다. 오른쪽 눈썹은 오른눈을 보호하므로 간자리다.

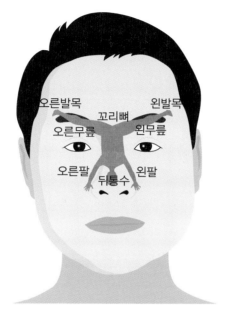

그림 3-1 얼굴에서 물구나무 선 인체

코가 비뚤어졌거나 콧구멍의 크기가 다른 경우 코 자체의 문제, 곧 비염·축농증과 같은 호흡기질환뿐만 아니라 신장과 관련된 면역 기능의 저하, 척추(목·허리)의 이상이 있을 수 있다. 콧물이 나오면 소변의 문제도 같이 온다.

점이 코끝(검상돌기)에 있으면 두통·항강, 비익(콧날개, 12번 갈비뼈)에 있으면 목과 어깨·팔의 저림, 미간에 있으면 허리·생식기의 기능이 저하된 상태다. 그곳은 또한 복부에서 명치끝에 해당하므로 위장의 기능 저하도 암시한다.

특히 코뼈가 함몰된 사람은 부신(신장 위에 붙어 있다) 기능이 떨어진 사람이다.

콧등(척추)에 점이 있는 사람들은 신장과 척추의 기능이 떨어지므로 자궁이나 생식기와 관련한 질환, 곧 생리통·편두통·골반통과 같은 질환에 잘 걸릴 수 있다.

광대뼈는 그 자체로 양쪽 팔이 되면서 장(腸)에 해당한다.

왼쪽 광대뼈는 왼팔·횡행결장·하행결장, 오른쪽 광대뼈는 오른팔·횡행결장·상행결장에 해당한다.

광대뼈 주위로 점·뾰루지·여드름이 심하면 목과 어깨의 긴장이 심하면서, 팔이 잘 저리고, 위장과 장이 약한 사람이다.

왼쪽 광대뼈는 왼쪽 눈을, 오른쪽 광대뼈는 오른눈을 감싸고 있다. 각각 심장과 간의 파동자리다. 왼쪽 광대뼈가 돌출한 경우 왼쪽 골반도 돌출해 있다.

턱관절은 양쪽 다리에 해당하므로 턱 끝의 점은 발목, 턱관절(귀 근처)의 점은 허리 및 고관절, 턱과 귀 중간의 점은 무릎에 각각 이상이 있음을 암시한다.

사진 3-2에서 오른쪽 턱 주변의 점은 오른쪽 발목의 기능저하를, 왼쪽 턱 주변의 점은 왼쪽 발목과 무릎 사이의 기능저하를 알려 주는 이상신호다.

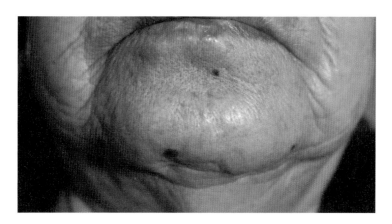

사진 3-2 턱 점

치아도 하나의 몸이 된다. 하나하나가 돌출되어 있어 머리도
된다. 신경을 많이 쓰면 치아가 고장 나는 이유가 그래서다.
윗니는 상지, 아랫니는 하지에 해당한다. 사지가 나오는 곳
이 몸통이고, 척추이고, 장이다. 치아가 약한 사람은 결국
척추와 장에 이상이 있다는 징표다. 치아가 건강한 사람이
오래 사는 이유가 그래서 그렇다.

치아 교합이 틀어지면 당연히 턱관절에도 이상이 온다. 턱
의 이상은 힘(에너지)의 균형에 의해 골반의 이상으로 나타
난다. 결국 턱이 틀어지면 골반도 틀어진다.

입은 생식기에 해당하므로 입술이 얇거나 너무 두꺼운 사
람, 입술 주위에 점이나 뾰루지가 많으면 생식기(항문질환)

와 그와 관련된 장의 기능이 떨어진 상태다.

여성들이 생리할 때 입 주위로 트러블이 생기는 경우가 종
종 있음을 경험으로 알 수 있을 것이다.

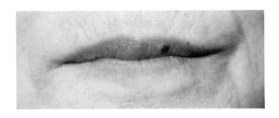

사진 3-3 입술 점

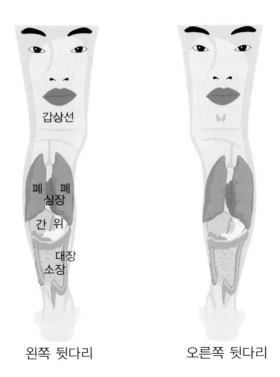

왼쪽 뒷다리   오른쪽 뒷다리

그림 3-2 양쪽 뒷다리에서의 파동자리

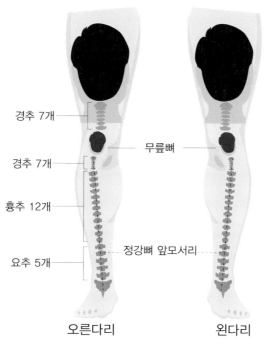

경추 7개

무릎뼈

경추 7개

흉추 12개

정강뼈 앞모서리

요추 5개

오른다리   왼다리

그림 3-3 양쪽 앞다리에서의 파동자리

이를 응용하면 모든 손발, 팔다리에서 전신(얼굴, 오장육부, 인체 모양)을 그려낼 수 있을 것이다. 그래서 인체파동원리는 수지침, 족침, 이침, 홍채요법의 전신 확대판이다.

다만 기존의 그것들과 자리는 비슷한 듯 보여도 전혀 다르다. 원리에서 출발했기 때문이다.

박종부 선생이 임의로 만든 게 아니다. 원리를 알면 누구나 다 그곳이 그 자리일 수밖에 없다는 걸 알게 된다.

제4장

인체파동원리는 오작동원리

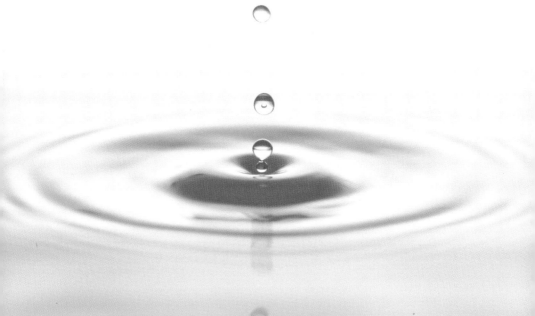

뇌의 오작동

원래의 기능이 제대로 작동하는 상태를 정작동이라고 한다면, 정상적인 기능이 제대로 작동하지 못하는 상태를 오작동이라고 한다.

인체파동원리에서는 우리 몸의 통증이나 기능이 치료되지 않고 더 아픈 몸이 되는 원인을 뇌 기능의 오작동으로 설명한다.

예를 들어 차가 담벼락을 박아 담이 무너졌다. 다 무너진 게 아니라 일부만 무너졌다. 벽돌 20여 개 정도면 원상복구가 가능하다. 벽돌 공장에 전화해 "담 일부가 무너졌는데, 벽돌 스무 개만 보내 주세요!" 하면 될 일을, 급한 마음에 "담 무너졌으니 빨리 벽돌 보내 주세요!" 하는 식이다.

"얼마 보내 드리면 될까요?"

"아니, 담 무너졌다니까……. 지금 당장 보내 줘요."

벽돌 공장에서는 '담 무너졌다'는 소리에 담벼락 보수에 필요한 스무 개가 아니라 담 전체를 보수할 벽돌 200여 개를 보내는 식으로 대응한다.

이게 우리 몸에서 통증(아픈 곳)에 대응하는 뇌의 처리 방식이다. 아픈 곳에 치료 물질(힘, 에너지)을 한꺼번에 너무 많이 보내는 바람에 오도 가도 못하는 상황이 생겨 제대로 처리하지 못하는 것이다.

잘해 보려고 순간적(즉각적)으로 '빨리빨리' 해결하려다 보니 결과적으로 쓸데없이 불필요하게 필요한 양보다 더 많은 양이 공급되어 의도한 것과 정반대의 결과, 곧 잘못된 결과를 초래하는 것을 오작동이라고 한다.

빨리 고치려고 용쓰고, 남보다 잘하려고 애쓰고, 살려고 발버둥치기 때문에 도리어 천수(天壽)를 누리지 못하고 더 빨리 병들고, 죽을 수밖에 없다고 본다. 오작동의 프로그램이 우리 몸을 지배하고 있는 체계다.

통증에 대해서도 마찬가지다. 어떻게든 빨리 고치려는 인체의 노력, 특히 뇌의 과민(과잉) 반응이 오작동이다.

발목을 삐어도 금방 낫지 않는다. 상처가 나도 오래 고생해야 아문다. 안 아프다고 나은 게 아니다. 그곳을 만졌을 때 아프지 말아야 한다. 하지만 만지면 '악!' 비명을 지를 정도로 아프다. 나은 게 아니기 때문이다.

뇌가 빨리 고치려고 발목으로 용을 쓰기 때문에 붓는 것이다.

오작동은 필요한 양보다 너무 많은 힘(에너지)을 써서, 너무 빨리 해결하려고 하기 때문에 일어나는 불합리함, 부작용이라고 보면 된다. '너무 많이', '빨리빨리', '안 되는 걸 억지로 하려는 용씀', '가만히 놔두면 우리 몸이 알아서 스스로 잘할 텐데 괜히 잘하려고 뇌가 과민(과잉) 반응을 보이는 것'이다.

뇌의 제1오작동이란?

인체파동원리에서는 우리 몸이 자연 치유력이 있기 때문에 가만히 놔두면 순리대로 풀릴 텐데, 너무 잘하려고 용을 쓰기 때문에 도리어 치료가 안 된다고 본다.

아픈 곳으로 용을 쓰는 게 제1오작동이다.

오른쪽 발목을 삐게 되면 뇌에서는 적절한 힘(에너지, 치료 물질)만 보내면 되는데, 환부로 너무 많은 힘(에너지)을 보내서 병목 현상[13]이 생겨 치료될 일도 안 되게 만드는 것이다.

제1오작동은 아픈 상태를 가만히 두면 안 되겠다고 뇌가 판

---

13) 병의 목처럼 갑자기 좁아진 길로 인해 교통 흐름이 정체되는 것.

단해서 강력한 힘(에너지)을 제일 아픈 곳, 곧 제1통증자리에 보내려고 하는 것을 말한다.

그게 붓는 현상으로 나타난다.

예를 들어 선생님이 현관에 가서 사과 한 상자 갖고 오라고 심부름을 보냈으면 몇 명만 가도 충분하다. 선생님 지시라고 잘한답시고 반 아이 30명 모두 사과 한 상자에 매달리면 옮기지도 못하고 탈이 난다.
흔히 발목을 삐면 냉찜질을 할까, 온찜질을 할까? 당연히 냉찜질을 한다.

피가 잘 돌게 하려면 온찜질을 해야 마땅하다.

그런데 왜 냉찜질을 할까?
더 이상 발목으로 피를 보내지 말라는 거다. 상처 부위를 심장의 위치보다 조금 높게 유지하는 조치도 같은 이유다. 너무 많이 가서 도리어 문제가 된다는 거다. 이게 제1오작동이다. 냉찜질과 상처 부위를 심장의 위치보다 높게 하는 것은 제1오작동을 더 이상 일으키지 않도록 하려는 삶의 지혜다.

장기를 이식받으면, 이식받은 장기는 우리 몸의 에너지 장과 다르기 때문에 세균이나 바이러스처럼 이물질이나 침입자로 간주해 공격하는 면역거부반응이 생긴다.

이런 현상이 일어나지 않도록 하기 위해 평생 면역억제제를 복용해야 한다.

면역억제제란 우리 몸을 파괴시키는 적, 곧 세균이나 바이러스에 대해 우리 몸이 너무 과민하게 반응해서 그걸 파괴시키는 면역 물질이 많이 생성되지 못하도록 하는 것이다.

언뜻 생각하면 치료 물질이 많아야 좋을 듯싶은데 실제로는 너무 많아서 문제가 된다는 거다. 이게 바로 우리 몸이 오작동하고 있다는 증거다.

몇 년 전 전국을 떠들썩하게 만들었던 메르스(중동호흡기증후군) 사태 때 매스컴에 등장했던 '사이토카인 폭풍(cytokine storm)'도 오작동의 한 예다.

'사이토카인 폭풍'이란 체내에 바이러스가 침입했을 때 방어하는 치료(면역) 물질인 사이토카인이 너무 많이 분비되어 암세포뿐만 아니라 정상세포까지 공격해서 신체 조직이 파괴되는 현상이다.

자가면역질환인 루푸스, 베체트병, 류마티스관절염도 마찬가지다. 모두 지나친 면역거부(과잉)반응으로 생긴다.

이처럼 서양의학에서도 우리 몸에서 아픈 곳에 대해 뇌가 너무 과민하게 반응해서 문제가 된다고 보고 있지만, 그걸 오작동으로 완전히 이해하고 있지 못하는 상태이다.

우리가 흔히 사용하는 '긁어 부스럼'도 가만히 놔두면 더 잘 될 일을 건드려서 화를 본다는 뜻으로 '아픈 곳'으로 용을 쓰게 하지 말라는 얘기다.

뇌의 제2오작동이란?

우리 몸은 낫는 게 목적이 아니라 당장 안 아픈 게 중요하다.

근본적으로 병의 원인을 제거하는 게 중요한데 어떡하든 '아프지만 않으면 된다', '균형만 맞추면 된다'는 식으로 반응해서 어긋난 균형을 맞춰 아프지 않기 때문에 건강한 줄 착각하게 만드는 것을 제2오작동이라고 말한다.

제1통증이 힘의 균형을 이루기 위해 손발이나 팔다리에서 제1통증에 해당(대응)하는 우리 몸의 제2통증자리에 파동을 쳐 힘의 분산과 분배를 통해 균형을 이루기 때문에 통증의 기억마저 잊고 살아가는 것으로 우리 몸이 통증이 없는—나은, 건강한—상태로 착각하며 살아가는 것을 말한다.

우리 몸이 점을 통해 어긋난 균형을 이루고 있어서 어디(제1통증)가 안 좋은데도 아픔(불편)을 못 느낀다는 거다. 안 아프다고 건강한 게 아니다. 치료해야 한다.

근본적으로 통증의 원인인 제1통증이 제거된 게 아니다. 어긋난 균형을 통해 통증을 잊어버린 상태다. 제대로 기능하는 게 아니므로 오작동이라고 하며, 제1오작동과 구별해서 제2오작동이라고 부른다.

예를 들면 발목을 다치면 처음에는 발목이 아프다가 시간이 지나면 치료가 되지 않았는데도 불구하고 안 아프고 나은 걸로 착각하며 살아가는 게 제2오작동이다. 그러나 실제로 발목을 만져 보면 통증이 심하다.

현재의 대다수 사람들이 아프지 않으니까 건강한 줄 착각하고 살아가는 게 바로 제2오작동 때문이다. 그 증거가 점, 흉터, 상처, 사마귀, 검버섯, 티눈, 굳은살, 주름, 무좀, 문신, 화상 자국, 관절의 변형, 절단 자국이다.

내 몸의 어딘가에 이런 게 있다면 그것 때문에 몸이 어긋난 균형을 이루고 있어서 어딘가(제1통증) 불편한데도 불구하고, 아프지 않다는 걸 알아야 한다.

턱에 생긴 점은 발목, 허리와 균형을 이루는 파동자리이다. 발목이나 허리가 약하기 때문에 뇌에서는 그곳을 치료하기 위해 그곳으로 쓸데없이 많은 힘(에너지, 치료 물질)을 보내고 있다.

이런 긴장 상태로 오랜 시간 경과하게 되면, 상응하는 변화, 곧 점, 사마귀, 검버섯, 관절의 변형이 생기게 되고, 힘이 너무 많이 와 있어서 방어할 여력이 없기 때문에 조그만 충격에도 더 이상 감당할 수 없어 그곳(발목이나 허리)을 다칠 수밖에 없다.

가운뎃손가락이 문틈에 찧어 변형이 되면 언젠가는 두통, 목디스크, 이명, 난청, 백내장, 중풍 등으로 고생할 수밖에 없다.

어릴 때 간(肝) 자리를 다치면, 그것 때문에 어른이 되어서도 밥을 잘 먹지 못한다.

그래서 '아픈 데가 없다'고 우기는 환자를 진단할 때, 먼저 제2오작동 상태라는 걸 확인시켜 줘야 한다.

목은 누구나 다 아프다. 흉쇄유돌근을 만져 아픈 것을 확인시킨 다음 위팔 안쪽 팔꿈치 근처에서 목의 파동자리에 침이나 지압, 써클을 한 다음 다시 목을 눌러서 통증이 줄어든 것을 확인시켜 주면 된다.

뇌의 제3오작동('새로운' 제1오작동)이란?

제일 아픈 곳을 치료하기 위해, 제1통증이 힘(에너지)의 분산과 균형을 이루기 위해 생긴 허상의 통증, 곧 제2통증자리에 침을 놓거나 지압·충격을 주어 제1통증보다 더 아프게 해서 제2통증을 제1통증으로 만들면, 통증을 인지하는 뇌는 그 순간 제1통증을 잊어버리고 제2통증을 제1통증으로 착각해 거기에만 연연하게 되는 오작동을 말한다.

다시 말해 제2통증이 제1통증이 되고, 제1통증은 제2통증이 되므로(2등을 1등이 되게 하면, 1등은 2등이 되므로) 제1통증을 잊어버리는 오작동이다. 그때 환자는 제1통증자리가

'나았다', '아프지 않다'로 인지한다.

인체파동원리의 치료는 전혀 다른 자리(제2통증자리)에 침이나 지압을 가해 통증을 감지하는 뇌를 속여 환부(제1통증)를 감지하지 못하게 해서 치료하는 것으로 이게 제3오작동('새로운' 제1오작동)이다.

제2통증자리에 침을 놓거나 지압을 해서 제1통증보다 더 큰 통증을 주면 뇌는 순간적으로 허상(제2통증)을 실상(제1통증)으로 착각한다.

뇌가 제1통증자리를 감지하지 못해 통증 유발 물질이 그대로 잔존함에도 불구하고 통증을 못 느끼므로, 순간적으로 제1통증자리가 '나았다'고 착각하는 것이다.

이것은 '나았다'는 완결형을 의미하는 것이 아니라, 치료가 시작되었다는 진행형을 의미한다.

순간적으로 통증을 못 느낄 뿐이지, 완전히 나은 게 아닌데도 나은 줄 착각하기 때문에 오작동이라고 부른다. 제1, 제2오작동과 구별하기 위해 제3오작동이라고 한다.

뇌의 제4오작동('새로운' 제2오작동)이란?

침을 꽂는 순간 뇌는 제1통증을 잊어버리고, 제2통증에만 연연하는 제3오작동으로 인해 제1통증을 잊어버리고 나은 줄로 착각하며 살아간다.

그러나 침을 맞고 있는 동안 어느 정도 시간이 지나거나, 침을 뺀 후, 또는 침을 맞다가 한동안 안 맞으면 뇌가 다시 제1통증을 찾아가는 과정에서 더 빨리, 더 확실하게 고치려는 제1오작동으로 인해 제1통증이 더 심해지는 현상이 제4오작동('새로운' 제2오작동)이다.

치료를 중단하면 뇌는 다시 제1통증을 향해 용을 쓰는 제1오작동을 발동한다. 치료 물질을 제1통증자리에 덜 보내서 치료가 안 되었다고 착각해 이번에는 전보다 더 많은 에너지를 보내려고 용을 쓴다.
제1오작동의 악순환이 곧 제4오작동이다. 그래서 완치가 되기 전까지는 치료를 중단하면 제1통증이 더 아픈 부작용이 생긴다.

이때 환자는 그동안 치료받을 때보다 통증이 더 심하다고 느낀다.

왜냐하면 통증의 레벨 차이가 더 크기 때문이다. 무슨 말이냐 하면, 평균 통증 점수[14]로 볼 때 통증이 10인 상태에서 침을 맞으면 바로 통증이 없는 0의 상태가 되는 게 아니라 6 정도로 레벨이 낮아질 뿐이다.

하지만 뇌는 통증이 10에서 6으로, 4만큼 떨어졌다고 생각하는 게 아니라 10에서 하나도 안 아픈 0으로, 10만큼 떨어졌다고 착각한다. 실제 좋아진 정도는 4(10 → 6)인데, 10(10 → 0)이나 좋아졌다고 느낀다. 그때 환자의 반응은 이렇다.

"어, 하나도 안 아파요.", "다 나았네, 신기하네."

아직도 실상의 통증은 6인 상태로 통증 유발 물질은 남아 있는데도 불구하고 통증을 느끼는 뇌가 10에서 허상의 zero point로 떨어졌다고 착각하기 때문이다.

그런데 치료를 중단하면 뇌가 느끼는 '새로운' 오작동이 중단된다.

---

14) 0점 통증 없음, 10점 통증 심함.

제2통증에 대한 뇌의 제1오작동, 곧 제3오작동이 중단되므로 치료 전 10에서 침을 맞고 6으로 떨어졌다 하더라도 뇌가 느끼는 통증의 레벨은 4떨어진 게 아니라, 통증이 하나도 없는 멀쩡한 상태, 곧 허상의 0의 상태에서 6으로 통증이 급격히 튀어 오른 것처럼 느끼게 된다.

그래서 4(10 → 6)만큼 좋아졌다고 느끼는 게 아니라 6(0 → 6)이나 나빠졌다고 착각하게 된다. 심하게 더 아파 오는 것이다. 그때 환자의 반응은 이렇다.

"침 맞고, 한의원에 오기 전보다 더 나빠졌어요. 침 맞기 전보다 더 아파요."

좋아지는 과정인데도 불구하고 '더 나빠졌다', '더 아프다'고 착각하기 때문에 오작동이라고 하고 제1, 제2, 제3오작동과 구별해 제4오작동이라고 부른다.

이러한 현상은 통증이 치료되는 과정에서 생기는 자연스러운 현상이다.

또 뇌는 치료를 중단하면 제1통증이 다시 심해지는 제4오

작동('새로운' 제2오작동)에 빠지므로 완치될 때까지 꾸준히
치료를 받아야 한다.

점이 생기는 이유

인체 불균형을 알려 주는 이상 신호

박종부 선생이 〈인체파동원리〉 카페를 처음 열었을 때부터 진단법이 나온 게 아니었다. 점도 마찬가지였다. 초기에는 이런 식이었다.

"허리 아픈데 어떡하나요?"

"반대편 손목(팔등)을 열심히 지압하세요."

그러다 파동원리로 생각해 보니까

'간이 안 좋으면 눈도 침침하고, 오른쪽 팔꿈치도 안 좋겠네. 오른쪽 무릎도 아프겠구나.'

'입이 마르고 입안이 자주 헐면 자궁이나 방광이 약하겠구나. 허리도 아프겠네.'

'콧물이 자주 나면 요실금이나 오줌소태도 생기겠구나.'

"어디, 어디도 안 좋지요?"

"선생님은 보지도 않고 어떻게 아세요? 신기하네요."

그러던 어느 날 한의대 학생인 최 모 군이 묻더란다.

"선생님! 점은 왜 생기나요?"

"점이 나올 수밖에 없어서 나온다."

"선생님! 왜 넘어져서 다쳐요?"
"다칠 수밖에 없어서 다친다. 그래서 뒤로 넘어져도 코가 깨지는 법이다."

우리가 알고 있는 점은 피부 색소의 침착이나 햇볕을 많이 쬐어서 생긴 작은 얼룩으로 알고 있다. 하지만 햇볕을 쬐지 않은 엉덩이 · 사타구니 · 겨드랑이 · 가슴에도 점이 생긴다.

인체파동원리에서 점은 뇌가 오작동을 일으킨 결과물이다. 병이 있거나 오고 있다는 신호요, 진단과 치료의 기준점이다.
외부 충격으로 생기는 제1통증의 강한 힘이 균형을 이루기 위해 파동 치는 과정에서 제2통증자리가 생긴다.
제대로 된 균형이 아니라 어긋난 균형이다. 건강하지 않은데도 아픈 줄 모르고, 건강한 줄 착각하며 살아가는 이유이다(제2오작동).

시소의 한쪽이 내려가면 반대편이 올라간다.

그 반대편을 내려 힘(에너지)의 균형을 이루는 것처럼, 우리 몸 중에서 제1통증과 힘의 균형을 이루는 시소의 반대편에 상응하는 곳(제2통증자리)에 점이나 흉터가 생긴다.

나이가 들면서 점도 하나둘 늘어난다. 물론 신체의 틀어짐이나 관절의 변형도 일어난다. 제2통증자리에도 뇌가 용을 쓰고 있다는 증거다.

간(제1통증)이 안 좋으면 간에 대응하는 자리인 오른쪽 눈가(제2통증자리)에 점이 생긴다. 또 다른 제2통증자리인 오른손의 노궁(勞宮)혈, 오른쪽 어깨 · 팔꿈치 · 무릎 주위에도 점이 생길 수 있다.
당연히 제1통증에도 뇌가 쓸데없이 용을 쓰고 있기 때문(제1오작동)에 점이나 상처가 생길 수 있다. 다만 내장 기관의 경우 눈에 보이지 않을 따름이다.
제1통증이 피부일 경우 당연히 점이 생긴다. 제1통증이면 그곳을 건드리지 않는다. 그래서 점은 치료자리(제2통증)일 때도 있지만, 아닐 때(제1통증)도 있다.

'흉터를 남기는 뜸 · 부항 · 문신 · 수술을 하지 말라'는 것은 인위적으로 오작동을 일으키지 말라는 뜻이다.
그곳으로 뇌가 치료하려고 쓸데없이 또 용을 쓰기 때문이다. 오작동은 또 다른 불균형을 유발한다.

그렇다고 흉터나 상처가 무조건 나쁜 것만은 아니다. 온몸에 점이 너무 많아 신경쇠약이 걸리는 사람이 있을 수도 있다. 하지만 걱정하지 않아도 된다. 점이 없는 사람은 없다. 허리나 목을 보호하려고 넘어지다가 헛짚어 손목(제2통증)을 다친다. 대신 허리와 목(제1통증)은 무사하다.

이처럼 피부에 있는 점(허상의 통증)은 나빠지는 내부 장기(실상의 통증)를 대신해서 생긴 것이다.

다시 말해 파동이 몸 구석으로 퍼져 나가 힘의 균형을 이루어 생긴 것이 점이므로, 점이 많은 사람이 오히려 더 오래 살 수도 있다.

점이 많은 사람이 적거나 없는 사람보다, 또는 점이 큰 사람이 작은 사람보다 건강하지 않은 사람일까?

꼭 그렇지는 않다. 물론 점이 없다면 그 사람은 아주 건강한 사람이다. 뇌가 점으로 용을 쓰는 오작동을 일으키지 않기 때문이다.

하지만 '오작동이 일어나지 않는 사람은 없다.' 오작동만 일어나지 않아도 적어도 120살은 넉넉하게 살 수 있다.

그러므로 점이 없다면 그 사람은 점이 있는 사람보다 문제가 더 심각하다. 몸에서 건강의 이상신호를 보낼 수 없는 사람일 수 있다.

이런 몸의 이상 신호를 피를 통해 전신으로 보낼 때 가장 중요한 기능을 담당하는 장기가 심장이다. 또한 면역 기능을 담당하며 수분을 조절하는 부신(신장)의 기능이 저하된 경우에는 전신이 부은 상태(문제는 본인이나 의사도 부은 줄 모른다)이므로 점이 피부 밖으로 발현될 수 없다. 점이 없는 사람은 심장이나 신장의 기능이 떨어진 상태다. 다만 환자도 모르고, 검사에서도 이상이 없을 수 있다.
허리가 아픈데도 점이 없을 수 있다. 신장이 약해서 점이 발현되지 못하거나 점을 대신해 골격이 틀어져 있는 경우다.

점으로 진단하는 법

점

사진 4-1은 왼 발바닥에서, 간에 대응하는 파동자리에 생긴 점이다.

왼 발바닥에서, 간(제1통증)과 힘(에너지)의 균형을 이루는 제2통증자리다. 이곳에 생긴 허상의 통증인 점을 보고 제1 통증자리인 간의 이상을 진단하는 식이다.

사진 4-2는 오른 발바닥에서 췌장, 비장, 횡행결장과 하행 결장이 만나는 지점에 생긴 점이다.

점이냐, 검버섯이냐, 티눈이냐는 중요하지 않다. 모두 점으로 보면 된다. 허상의 통증이란 얘기다. 그게 중요하다.

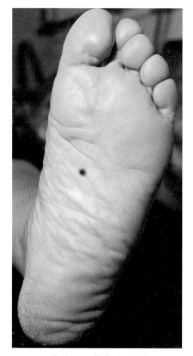
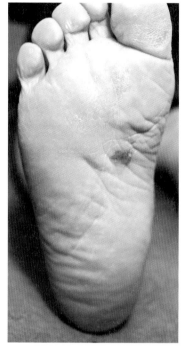

사진 4-1 발바닥 간 점   사진 4-2 발바닥 비장 점

티눈

사진 4-3은 오른 발바닥 뒤꿈치에 생긴 티눈이다.

왼쪽 하행결장 끝에 해당한다. 왼쪽 아랫배의 제2통증(대응)
자리다. 발바닥은 요추 4번, 5번, 천추(엉덩이뼈)에서 내려
오는 신경이 지배하므로 이곳의 이상을 반영한다.

이분의 경우 오른 발바닥의 제2통증자리인 왼손 엄지손가락 안쪽 지문 부위에 사마귀가 생겨 피부과에서 치료를 받아도 효과를 못 봤는데, 필자의 한의원에서 침 맞고 나서 없어졌다.

점이나 티눈, 사마귀가 괜히 생기는 게 아니다. 힘(에너지)의 균형을 맞추기 위해 생긴다.

결국 점이나 티눈, 사마귀를 없애려면 단지 그걸 빼는 게 아니라 그곳과 힘(에너지)의 균형을 이루는 곳이 어딘지를 찾아내 치료해야 한다.

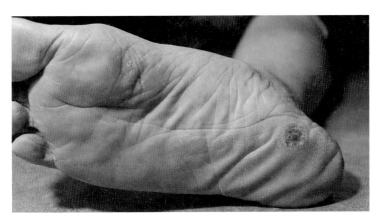

사진 4-3 발바닥 티눈

사마귀

사진 4-4는 오른쪽 턱에 생긴 사마귀다.

턱 라인은 다리에 해당한다. 오른쪽 턱은 오른 다리, 왼쪽 턱은 왼 다리다. 턱 끝은 발목에 해당한다.

이분의 경우 오른쪽 무릎과 오른 발목 사이에 해당하는 곳에 사마귀가 생겼다.

오른쪽 무릎이나 오른쪽 아랫배에 오작동의 강한 힘이 와 있어서 조그만 충격에도 그곳은 더 이상 감당할 여력이 없게 된다. 당장 점이나 티눈, 사마귀가 불편하지 않더라도 지압이나 치료를 통해 오작동을 줄여 줘야 한다.

이분의 경우 파동이 쳐 온(제1통증, 원발 병소) 오른쪽 무릎이나 오른쪽 아랫배, 간을 다스려야 한다.

아울러 사마귀가 '새로운' 제1통증이 되어 파동이 쳐 나간 '새로운' 제2통증자리인 가운뎃손(발)가락의 끝마디인 지문 부위를 자극해서 풀어 줘야 한다.

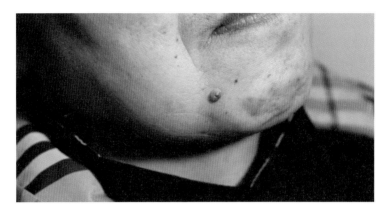

사진 4-4 턱 사마귀

멍

사진 4-5는 침 맞아 생긴 멍 자국이다.

한의사가 침을 잘못 놓아 생기는 게 아니다. 혈관을 찌른다
고 다 멍이 드는 게 아니다.

제1통증과 힘의 균형을 이루는 제2통증자리이기 때문에 이
곳에도 강한 오작동의 힘이 와 있다. 이곳에 침을 놓거나 지
압을 하는 순간, 이곳이 다시 '새로운' 제1통증이 된다. 그래
서 침자리가 멍이 생기고 성을 내는 것이다. 간호사가 수액
주사를 놓을 때 멍이 드는 것도 같은 이유다.

멍 자국은 왼쪽 아래팔등에서 대략 흉추 7~9번에 해당한다.

흉추 7번은 췌장, 흉추 8번은 비장, 흉추 9번은 부신과 신장
의 자율신경을 담당한다. 이를 응용해 치료하면 된다.

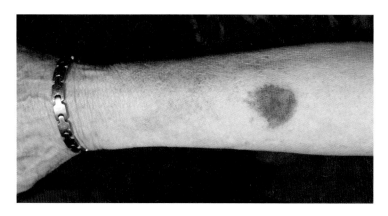

사진 4-5 왼 아래팔등 멍

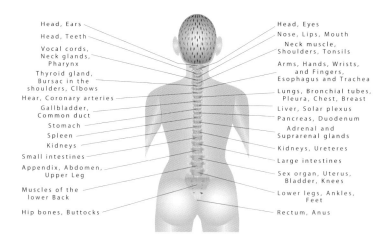

낙서

무심코 그린 낙서도 우연이 아니다. 다 이유가 있다고 본다. 메모지가 없어 손바닥에 적은 전화번호나 메모, 심심풀이로 손등에 그린 낙서, 병원에서 주사 맞고 붙인 반창고, 알러지 피부 반응 검사, 아파서 붙인 파스, 특정 손(발)가락에 칠한 매니큐어도 다 오작동의 증거다. 그곳이 진단점이 된다. 치료해야 할 곳이기도 하다.

사진 4-6은 오른 아래팔 안쪽 중앙에 항생제 적합 반응을 위해 피부 테스트를 한 표시다.

이분은 맹장염으로 병원에 입원해 수술을 받았다. 입원 내내 변비, 소화불량을 호소하셨다. 파동원리로 보면 간과 위장자리다.

퇴원 후 내원한 상태에서 팔의 볼펜 자국을 보고 간이나 위장의 문제가 있다는 걸 짐작했다.

맥이 뛰는 맹장에 대응하는 곳에서 두 군데에 혈관이 사선으로 솟아난 것을 볼 수 있다. 맹장염과 관련이 있다.

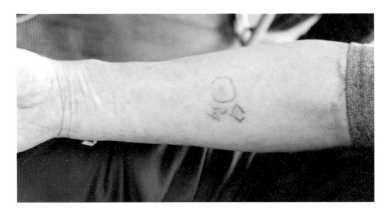

사진 4-6 오른 아래팔 스킨테스트

사진 4-7은 오른 손목 복사뼈가 아파 붙인 파스를 보고 당연히 이곳이 아프다는 걸 알 수 있다.

이곳은 왼쪽 골반의 제2통증자리다. 당연히 허리와 천골의 이상을 짐작할 수 있다.

이 사진을 볼 때, 손의 힘을 뺀 자연스러운 상태라고 한다면 오른 넷째손가락이 구부러져 있는 모습을 볼 수 있다. 당연히 오른팔의 흐름이 안 좋다는 걸, 긴장하고 있다는 걸 알 수 있다. 오른 손목이 아프니까 오른손에서 오른팔에 해당하는 약지도 긴장이 되어 구부러지는 것이다.

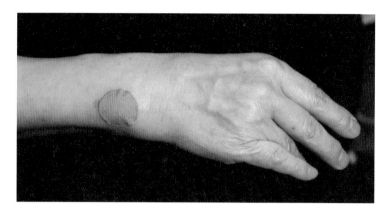

사진 4-7 오른 손목 복사뼈 파스

상처(화상, 뜸, 문신)

상처도 괜히 생기는 게 아니다. 아무 데나 생기는 게 아니란
얘기다. 어릴 적 장난치다가 우연히 찔린 연필심 자국, 책장
을 넘기다가 종이에 베인 상처, 칼질하다가 베인 상처도 다
이유가 있다. 뼈가 부러지거나 어긋나 수술한 자국도 똑같다.

사진 4-8은 밥솥의 수증기에 덴 화상 자국이다.

오른 아래팔에서 비장과 하행결장에 해당한다. 뇌가 이곳
으로 에너지를 많이 보내서 빨리 나으려고 용쓰는 오작동을

일으키고 있다는 뜻이다. 의도하든 의도하지 않든, 인위적으로 상처를 내는 뜸이나 문신도 마찬가지다.

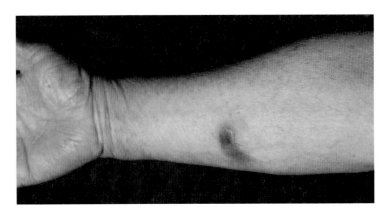

사진 4-8 오른 아래팔 화상자국

절에서 수계(受戒)받는 자리도 그곳에 해당하는 몸의 어딘가가 안 좋아서다. 당연히 상처(화상, 뜸, 문신)가 '새로운' 제1통증이 되기 때문에 또 다른 통증을 낳는다. 상처를 우습게 볼 일이 아니다. 치료해 줘야 한다. 기존의 치료는 단순히 상처 부위에 연고를 바르는 식이지만, 파동원리에서는 그곳과 연관된 파동자리를 치료점으로 삼아 상처 부위를 빨리 회복시킨다.

사진 4-9는 오른 손바닥에 뜸을 뜬 자국이다.

아픈 곳에 직접 뜸을 뜨기도 하지만, 수지침처럼 손바닥에서 인체의 대응점을 찾아 뜸을 뜬다.

파동원리에서는 눈에는 눈의 대응점이 아니라 눈과 힘(에너지)의 균형을 이루는 곳이 어딘지를 생각해 파동자리인 그곳을 찾아 자극한다.

뜸이나 부항처럼 몸에 상처를 남기는 것은 또다시 그곳으로 강한 오작동을 일으키기 때문에 제1통증은 치료가 잘될지 몰라도 뜸이나 상처로 인해 또 다른 통증을 유발하므로 권하지 않는다. 가급적이면 부작용을 최소화하는 치료를 권한다. 뜸이나 부항을 하더라도 상처가 남지 않도록 유의해야 한다.

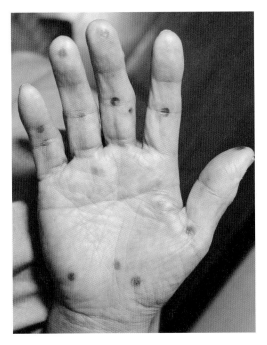

사진 4-9 오른 손바닥 뜸

사진 4-10은 넘어져 오른 아래팔이 부러져 수술하면서 봉
합한 자국이다.

오른 아래팔에서 오른쪽 아랫배, 곧 상행결장과 소장에 해
당한다.
평소 오른쪽 아랫배가 약한 상태에서 힘(에너지)의 균형을
이루는 오른 아래팔에도 오작동의 강한 힘이 와 있기 때문

에 조그만 충격에도 다른 곳보다 감당할 힘이 없어 이곳을
다치는 것이다.

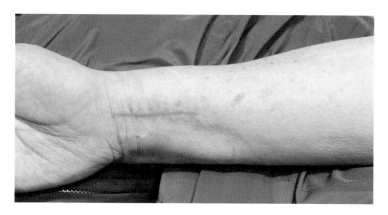

사진 4-10 오른 아래팔 골절 수술 자국

습진(발진, 건선, 대상포진, 백반, 피부질환)

우리 몸에 생긴 습진(발진, 건선, 대상포진, 피부질환)도 오
작동의 증거(흔적)다. 오장육부의 기능 저하가 피부의 이상
으로 발현된 것이다. 안과 밖이 균형을 이루기 때문이다.

사진 4-11은 오른 발바닥에 생긴 피부의 이상이다.

습진이냐, 건선이냐, 아토피냐는 중요하지 않다.
오른 발바닥에서 심장과 폐, 식도, 위장에 해당한다. 이곳을
함께 다스리면 좋아진다. 오른 발바닥의 제2통증자리인 왼
쪽 엄지손(발)가락이나 오른쪽 새끼손(발)가락 끝마디 안쪽
에서 지문 부위를 자극한다.

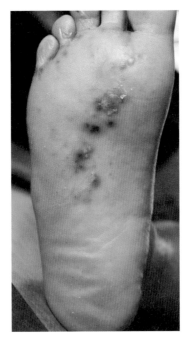

사진 4-11 오른 발바닥 습진

사진 4-12는 왼 새끼손가락 안쪽에 생긴 습진이다.

이곳은 왼쪽 발바닥의 제2통증자리다. 왼쪽 하행결장과 왼쪽 허리 및 다리의 문제로 생긴 것으로 보여진다. 이곳과 함께 오른쪽 둘째손(발)가락 끝마디뼈 중간 상양혈 근처를 지압하면 좋다.

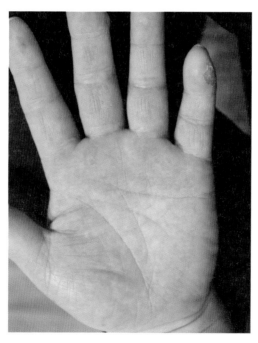

사진 4-12 왼 새끼손가락 습진

사진 4-13은 오른쪽 아랫입술과 턱 주변으로 생긴 백반이다.

입은 생식기와 항문의 파동자리다. 아울러 오른쪽 턱 주변은 다리(무릎과 발목)와 장에 해당한다. 다리와 장도 치료해야 한다.

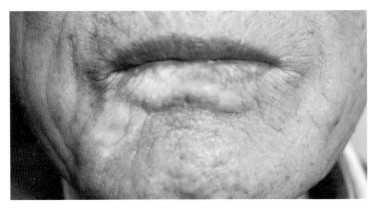

사진 4-13 입 주변에 생긴 백반

무좀

무좀도 아무 데나 생기는 게 아니다. 특정 손(발)가락에만 유독 심하다.

사진 4-14는 왼쪽 엄지발가락 발톱에 생긴 무좀이다.

오른쪽 다리(발)의 제2통증자리다. 또한 이곳은 장, 허리, 간의 파동자리이기도 하다. 장과 오른쪽 다리, 허리, 간을 치료하면 된다.

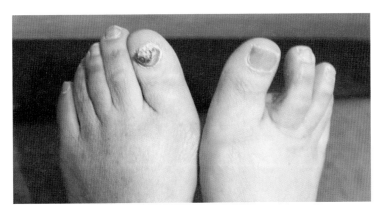

사진 4-14 왼 엄지발톱 무좀

피부의 주름

피부의 주름도 진단과 치료의 기준이 된다. 주름은 긴장이고, 피부가 팽팽한 것은 이완이다.

사진 4-15는 미간에 골짜기처럼 주름이 파인 것을 볼 수 있다.

이마는 폐에 해당한다. 또한 골이 파인 곳은 식도와 위장에
대응한다. 쇄골의 제2통증자리이므로 허리에 해당한다. 이
곳들의 건강 상태를 반영한다.

오른쪽 눈가의 뾰루지는 간 기능 저하를 암시한다. 눈썹은
중간 이후로 바깥쪽은 거의 없다. 무릎 이하 아랫다리에 해
당한다.

이분은 천식, 위장질환, 치질, 다리의 간헐적인 근육경련으
로 내원하신 분이다.

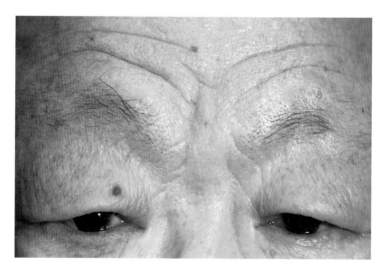

사진 4-15 이마의 주름

특정 손(발)가락의 변형, 절단

특정 손(발)가락이 짧거나, 휘거나 변형, 절단된 것도 진단의 근거가 된다.

사진 4-16은 엄지와 새끼손가락이 다른 손가락에 비해 짧은 경우이다.

짧다는 것은 긴장으로 본다. 양쪽 다리의 제2통증자리다.

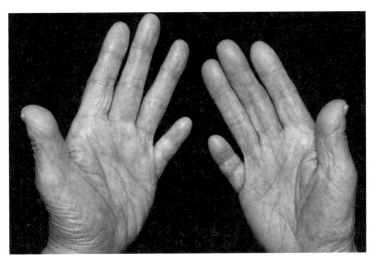

사진 4-16 새끼손가락 짧음

사진 4-17은 왼쪽 발가락에서 가운뎃발가락과 넷째발가락
사이가 벌어져 있다.

왼쪽 뒷목과 어깨의 제2통증자리다. 3~4지의 이완, 2~3지
의 긴장으로 볼 수 있다. 왼쪽 뒷목의 이완을 긴장으로 만들
어 주면 오른쪽 뒷목과 어깨는 이완되므로 도움이 된다.
손이나 발이라는 한 몸에서 오른쪽 목이 긴장하면 전신에서
오른쪽 목에 해당하는 파동자리도 긴장해서 균형을 이룬다.
한 군데의 이완 상태를 긴장 상태로 만들면 몸 전체의 긴장
된 부위가 이완 상태로 바뀌어 치료되는 원리다.

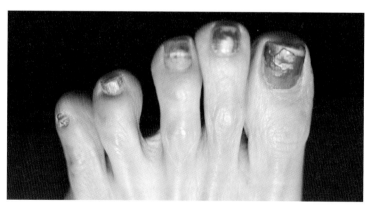

사진 4-17 왼쪽 3~4지 벌어짐

사진 4-18은 다쳐서 왼쪽 새끼손가락 중간마디가 굽어져서 안 펴지는 경우다.

왼쪽 무릎의 제2통증자리다. 무릎의 건강 상태를 미루어 짐작할 수 있다. 또한 새끼손가락은 경추 7~8번 신경의 지배를 받으므로 목을 다스려야 한다.

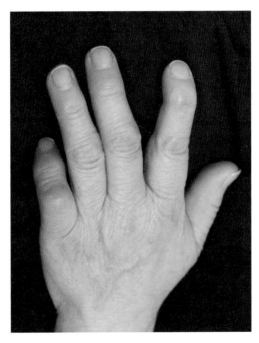

사진 4-18 왼 새끼손가락 중간마디 변형

사진 4-19는 양쪽 무지외반증 사진이다.

무지외반증은 하이힐을 신어서 생기기도 하지만 그것만이 원인이 아니다.

하이힐이 없던 시절에도 무지외반증은 엄연히 존재하였다. 아픔이 대물림된 경우다. 엄마 탓, 조상 탓이다. 그래서 치료가 쉽지 않다. 아픔이 대물림되지 않도록 젊을 때부터, 건강할 때 예방하고 적극적으로 치료해야 한다.

무릎에 해당하는 대응자리인 엄지발가락 중간마디가 휜 무지외반증은 반대편 무릎이나 발목, 허리(제1통증자리, 실상의 통증)의 파동자리(제2통증, 허상의 통증)이다.[15]

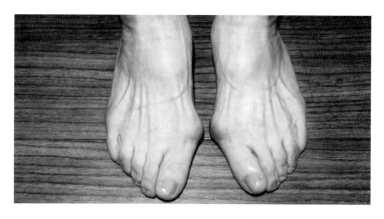

사진 4-19 양쪽 무지외반

---

15) 5장 통증의 종류에서 구체적으로 설명한다.

사진 4-20은 왼발 엄지발가락 중간마디가 휜 것으로, 오른쪽 무릎이 안 좋다는 것을 의미한다.

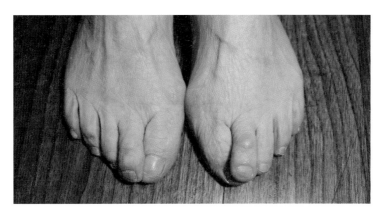

사진 4-20 왼 엄지발가락 휨

왼발이라는 한 몸에서 왼발 엄지발가락은 오른쪽 다리, 중간마디는 무릎에 해당하기 때문이다.

뇌는 왼발 엄지발가락과 오른쪽 다리를 똑같은 자리로 인지한다. 힘(에너지)의 균형을 통해서다.

다만 인체파동원리는 균형원리이기 때문에 무릎에 해당하는 대응자리가 이상이 있다고 해서 무릎만 잘못되었다고 보지 않는다.

예를 들면 왼발 엄지발가락 중간마디가 틀어졌거나 그곳에 점이나 상처가 있다면 오른쪽 무릎과 힘의 균형을 이루는 곳에 이상이 있을 수 있다고 본다. 그곳은 허리, 발목, 간, 목일 수 있다. 단순히 대응자리인 무릎만 치료해서는 안 된다는 얘기다.

이곳들 중 한 곳이나 여러 군데의 불균형으로 생겼을 가능성이 있으므로 주도면밀하게 살펴 어긋난 균형을 바로잡아 주면 치료가 된다.

도구는 지압이나 충격, 침, 뜸, 부항, 테이핑 등이다.

점(사마귀)을 빼면 치료가 되나요?

질문) 인체파동원리는 얼굴이나 몸에 난 점을 보면 그 사람의 병을 알 수 있다고 얘기합니다. 그렇다면 그 점을 보고 치료를 하면 그 점 역시 자연스럽게 사라지게 되나요?

답) 아닙니다. 점이 사라지기까지는 아주 많은 시간이 필요합니다. 인체파동원리에 입각한 치료를 꾸준히 받은 결과 수개월이나 몇 년이 지난 후에 점이 사라진 것을 확인한 경우가 있으나 이는 완전한 치료를 한 경우이지 통증이 사라진 정도의 치료로는 점이 없어지는 것은 불가능합니다.
생긴 지 오래된 검은점은 힘들고, 얼마 안 된 빨간점은 예후가 좋습니다.
완전한 치료를 한다는 것은 영원히 아프지 않을 정도로 치료해야 한다는 것으로 사실상 이루어지지 않는 경우가 허다합니다.

왜냐하면 아픈 느낌이 사라지면 환자는 더 이상의 치료를 받지 않기 때문입니다.

허리가 아픈 경우, 허리가 안 아파지면 '나았다'고 생각해 치료를 중단합니다. 완전한 치료는 허리의 파동자리[16]에 생긴 점이 없어질 때까지 치료를 받아야 하는데, 불가능한 얘기입니다.

허리가 좋아지면, 우리 몸에선 둘째, 셋째 아팠던 다른 부위의 통증이 드러납니다.

예를 들면 멀쩡하던 목이 아프다든지, 멀쩡한 발목을 삐거나 다치게 됩니다. 이런 경우 대부분의 환자들은 침을 잘못 맞아 없던 병이 생겼다고 합니다. 치료되는 과정에서 정상적으로 나타나는 반응으로 이 고비를 넘겨야 합니다. 목과 발목도 치료해서 파동을 잠재워야 합니다. 단순히 아픔을 느끼지 못해도 잘못된 몸의 균형은 그리 쉽게 사라지지 않는 것이 현실입니다.

질문) 흔히들 점을 빼잖아요. 그럼 그것 자체로 치료가 될 수 있나요?

---

16) 양쪽 손목, 양쪽 발목, 양쪽 손가락 끝마디, 양쪽 발가락 끝마디 등.

답) 안 됩니다. 점은 인체가 만든 새로운 균형의 힘이 뭉친 것(제2통증자리)으로 그곳과 동일한 곳(제1통증자리)이 오작동의 시작이지, 지금의 통증(환자가 현재 호소하는 주된 증상)을 말하는 곳이 아닌 경우가 더 많습니다.

점은 지금 환자가 호소하는 증상의 주된 치료자리일 수도 있고 아닐 경우도 있다는 것입니다.

예를 들어 간의 기능이 저하된 경우에 간에 해당하는 곳(제2통증자리)에 점이 나타나는 경우도 있지만 대부분 맹장에서 상행결장으로 올라가는 부분에 점이 나타나는 경우가 더 많았습니다.

따라서 점을 **뺀**다고 하여 치료가 되는 경우는 없습니다. 점을 **빼기** 위해서 힘들여 낸 상처(이것이 또다시 제1통증이 됨)가 도리어 더 심각한 통증으로 오는 경우가 있을 수 있으니 유의하시기 바랍니다.

다만 흉터 없이 점을 뺄 수 있다면(오작동을 최소화할 수 있다면) 빼도 좋습니다.

인체파동원리로 점이나 상처를 없애면 건강하게 오래 살 수 있다는 게 아닙니다.

처음으로 돌아가 설명하자면 우리 몸은 오작동 덩어리입니다. 프로그램이 망가졌기 때문에 그 프로그램을 교환하지 않는 한 오작동을 완전히 제거할 수는 없습니다.

다만 점이나 상처가 있다는 것은 그곳으로 뇌가 쓸데없이 용을 쓰고 있다는 것이므로 더 이상 오작동을 하지 않도록 치료해야 합니다.

참고로 양팔 중 왼팔에만 유독 점이 많다면 왼쪽 목이 틀어졌다는 것을 의미합니다. 왼쪽 목과 심장을 치료해야 합니다.

오른쪽 다리에만 유독 점이 많다면 허리와 간을 치료점으로 삼습니다.

질문) 점만 뺀 걸로 치료가 되지 않는다면 나중에 똑같은 자리에 점이 다시 생기게 되나요?

답) 점이 다시 생기는 것은 그리 쉬운 일이 아닙니다.

아무튼 우리 몸은 점을 대신하여 다른 곳이 다치거나 신체의 틀어짐, 관절의 변형을 통해 어긋난 균형을 맞추려고 노력합니다.

점의 출현이 없는 경우에도 진단은 이루어지며 점으로 진단하는 것은 인체파동원리의 가장 초보적인 진단 수준으로, 점보다도 더 큰 파동의 균형은 상처나 신체의 틀어짐입니다. 점에 대해서 너무 깊이 생각하지 마세요. 점이 생긴 위치와 질병의 유무는 인체파동원리를 제대로 배운 사람만이 이해할 수 있는 것입니다.

점에 침을 놓아 보았더니……

질문) 몸에 생긴 점이 파동을 일으키는 좋은 점이라 하여 그 자리에 침을 놓아 보았더니 금방 좋아지는 듯하더니, 다음 날 새로 아파졌어요. 일시적인 현상은 아닌가요?

답) 점은 제1통증의 강한 파동이 우리 몸 전신에 퍼져 가면서 생긴, 힘의 균형을 이루는 제2오작동의 흔적입니다.

이 점은 좋다고도 할 수 없고, 나쁘다고도 할 수 없습니다.

왜냐하면 점이 생겼다면 언젠가는 그 점에 해당하는, 곧 그 점과 힘의 균형을 이루는 또 다른 자리(점의 원발 병소인 제1통증자리, 또는 점의 제2통증자리)를 다칠 수밖에 없기 때문입니다.

하지만 그 점이 생겨서 힘의 균형을 이룬 덕분에 내 몸이 약하고 안 좋아도 본인은 아픈 줄 모르고, 건강한 줄로 착각하며 살아가는 것입니다.

인체파동원리에서는 점만을 치료자리로 삼는 것은 아닙니다.

점만을 치료점으로 보기 때문에 당장은 치료가 되는 것처럼 느껴지나, 완전히 치료가 되지 않는 것입니다. 점은 진단의 한 근거일 뿐, 그 자리가 치료자리가 되는 것은 아닙니다.

인체파동원리를 제대로 모르는 많은 사람들이 인체파동원리가 효과가 있니 없니 왈가왈부하는 것도 바로 점이 왜 생겼는지, 점이 무엇을 의미하는지, 점이 치료자리인지 아닌지도 명확하게 모르기 때문입니다.

또한 질문하신 분의 경우처럼 점에 침을 놓았더니 당장은 좋아지는 것 같다가 다시 아픈 것은 첫째, 바로 점이 단순히 치료자리가 아닌데도 치료자리인 줄 착각하기 때문이요. 둘째, 제4오작동('새로운' 제2오작동) 때문입니다.

이것저것 다 고치려고 욕심부리지 말고 제일 아픈 통증(제1통증)을 대상으로 이곳의 제2통증자리를 치료점으로 삼아 집중 치료하면 됩니다.

오늘 허리가 아프다면 허리를 치료 대상으로 삼고, 내일 어깨가 아프면 어깨를 주된 치료 대상으로 삼으면 된다는 것입니다.

그러나 이 모든 통증의 원인이 어디에서 출발했는지를 유심히 살피려는 노력을 게을리해서는 안 됩니다. 그래야 발전이 있습니다.

제5장

인체파동원리로 본 통증

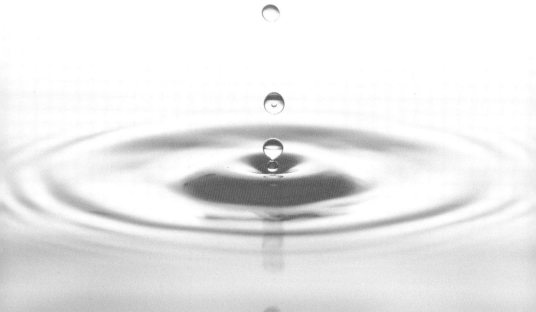

인체파동원리로 본 통증

우리는, '환부가 통증을 느낀다'고 생각한다. 그래서 허리가 아프면 허리를, 발목을 삐면 발목에 침을 놓거나 피를 빼 달라고 한다. 의사나 한의사도 열심히 아픈 곳을 치료한다. 그렇다고 안 낫는 것도 아니다. 낫기도 한다.

하지만 통증은 환부가 느끼는 게 아니라 말초신경을 자극해 뇌로 전달되어 뇌가 느끼는 것이다.

만약 통증, 곧 말초신경의 자극이 뇌까지 전달되지 않으면 못 느낀다. 마약성 진통제가 이런 기전을 이용해 치료하는데, 뇌로 가는 신경 전달을 차단해서 뇌를 속이는 방식이다. 그리고 통증은 우연히 사고로 다치거나, 무리한 힘을 써서 근육의 긴장으로 생긴다고 생각한다.

하지만 인체파동원리에서는 '태어날 때부터 아픔을 가지고 태어난다'고 본다. 엄마와 아빠의 건강하지 않은 몸의 시스템 속에서 태어났기 때문이라는 것이다. '콩 심은 데 콩 나고, 팥 심은 데 팥 난다'는 말이 그 말이다. 그것의 다른 이름이 체질, 가족력, 유전이다.

통증은 몸이 더 이상 견디기 힘들기 때문에 '살려 달라', '치료해 달라'는 구조 신호이다.

통증을 참았다가는 우리 몸이 파괴되고 정상적으로 작동하지 못하기 때문에 우리 몸을 보호할 목적으로, 정상으로 돌리려는 목적으로 통증이 생긴다.

사람은 '아프면 죽는다'고 생각한다. 아프면 죽기 때문이다. 그래서 통증을 싫어하고 무서워하고 두려워한다. 젊고 건강할 땐 아프지 않기 때문에 죽음을 의식하지 않는다. 천년만년 살 줄 안다.

인체파동원리로 본 통증의 특징

첫째, 기능의 저하나 상실로 인해 통증이 나타난다.

두 다리를 자유자재로 쓸 수 있어야 하는데, 다리를 쓰지 못하게 될 때 통증을 느끼게 된다. 활동의 장애로 인해 일을 못하게 되면 생기는 통증이 그것으로, 근골격계의 장애 때 생긴다. 팔을 써야 하는데 팔을 못 쓰게 되면 아픔을 느끼게 된다.
이처럼 통증은 신경을 비정상적으로 자극하고 있다는 것으로, 조직의 파괴와 기능의 손상이나 저하를 의미한다.

또 뇌는 작은 상처나 불균형을 감지해 통증을 느끼지만 내 몸의 시스템으로 처리할 수 있다고 생각하면 금방 통증을 느끼지 못하게 된다.
예를 들어 칼에 손가락을 베였을 때 조금 지나면 통증을 잘 느끼지 못한다. 곧 내 몸의 시스템이 해결할 수 있으면 통증으로 나타나지 않는다. 그런데 만져 보면 아프다.

둘째, 우리 몸의 기능이 저하되고, 정상적으로 작동하지 못하더라도 항상 통증을 느끼는 것은 아니다. 느끼지 못할 때도 있다.

정상적으로 작동하지 않는데 왜 통증을 못 느낄까?
통증을 느끼면 본연의 업무를 제대로 처리할 수 없기 때문이다.

심장은 생명과 직결된 장기이다. 심장이 멈추면 죽는다. 그래서 심장은 웬만해서는 '아프다'고 통증을 표현하지 않는다.

간은 해독하는 곳이다. 독을 제거하고 청소하는 곳인데 나쁜 것에 일일이 다 반응하다가는 제대로 청소를 할 수 없다.

폐도 공기를 들이마셔 노폐물을 걸러 내고 산소와 영양분을 공급받는 곳이다. 노폐물에 일일이 다 반응해서 기침하고, 가래가 나오면 제대로 정리를 못한다.

신장도 우리 몸에서 사용하고 남은 물질 중 필요 없다고 생각하는 노폐물들을 몸 밖으로 배출하는 기관이다. 그런데 배출할 때마다 통증에 민감해서는 제대로 일을 처리할 수 없다.

이처럼 심장이나 간, 폐, 췌장, 신장과 같은 생명과 직결된 내장 기관은 통증에 둔감하다. 아니 쉽사리 통증을 표현하지 않는다. 죽음이 임박해서야 통증을 느낀다. 암이 말기가 되어서야 통증이 나타나고, 심근경색이 갑자기 생기는 이유가 그래서이다.

셋째, 시소의 양쪽이 같은 힘(에너지)을 유지하고 있으면 통증을 못 느낀다. 또한 어긋난 균형을 유지하고 있어도 마찬가지다.

통증을 느끼지는 못하지만 항상 긴장하고 있기 때문에 만지면 아프다. 현재의 인류가 모두 그런 상태, 곧 어긋난 균형을 이루고 있다고 보는 게 인체파동원리에서 보는 통증학이다.

넷째, 통증은 제일 아픈 것만 느낀다.

영화를 보면, 전쟁터나 사지에서 정신없이 도망쳐 나오느라 팔에 총알을 맞은 것도 모르고 있다가, 살아 귀환해서야 다친 팔에서 흘러내리는 피를 보고 그때서야 통증을 느끼고 '살려 달라'고 비명을 지르는 장면을 목격할 수 있다.
더 아픈 것(목숨을 건 탈출)에 혈안이 되어 있다 보니 다친 팔은 안중(眼中)에 없고 통증도 잊어버린 것이다.

통증은 환부가 느끼는 게 아니고, 더 강한 자극(통증)에 신경 쓰느라 약한 통증은 못 느낀다는 걸 알 수 있다.

하지만 제일 아픈 통증자리는 여러 장기의 기능 저하나 상실에 따라 다양한 곳에서 나타날 수도 있다.

다섯째, 통증은 옮겨 다니지 않는다.

담(痰)도 마찬가지로 돌아다니는 게 아니다. 여기도 아프고 저기도 아프니까, 이곳의 통증이 덜해지는가 싶더니 다른 곳이 아파서 통증이 옮겨 다닌다고 착각하는 것이다. 오늘은 이곳이 제일 아프니까 이곳의 통증을 느끼고, 이곳을 치료하니까 내일은 저곳의 통증을 느낄 뿐이다. 뇌가 더 아픈 곳을 감지해 통증으로 표현하는 것이다.

여섯째, 앞에서도 언급했듯이 통증이 있어도 못 느끼기도 하지만, 완전히 낫기 전까지는 좋아져도, 치료가 제대로 이루어져도 계속 아플 수 있다.

왜냐하면 어긋난 균형을 이루고 있어서 안 아팠는데, 그걸 깨 버리니까 우리 몸에서는 잘못되었다고 판단해 어긋난 균형 상태로 되돌리려는 잘못된 판단을 하게 되는 것이다.

예를 들어 팔꿈치가 30도밖에 안 구부러진다. 그게 몇 개월 계속되면 뇌는 30도밖에 구부러지지 않는 상태를 정상으로 인식하는 오작동을 일으킨다. 그런데 침이나 지압을 해 관절 가동 범위가 늘어나 건강한 원래 상태로 되는 것을 뇌에서는 '팔이 빠졌다(잘못되었다)'고 착각해 30도밖에 안 구부러지는 상태로 되돌려 달라고 통증을 더 느끼게 된다.
그래서 완전히 좋아질 때까지 계속해서 아프다는 신호를 보내는 것이다.

통증을 없애야 하는 이유에 대해 알아보자.

첫째, 차를 타고 서울을 가는데 고장이 나서 시동이 꺼지면 목적지에 제때 도착할 수 없다. 차를 고쳐야 하듯, 통증을 없애야 하는 이유이다. 우리 몸이 제대로 작동할 수 없기 때문이다.
팔다리가 아프면 팔다리 본연의 기능인 물건을 들거나 걷거나 할 수 없다. 위장이 아프면 밥을 제대로 먹을 수 없다. 에너지원을 공급받을 수 없어 생명을 유지하기 힘들다.

활동(일)을 제대로 할 수 없기 때문에 통증을 제거해야 한다.

둘째, 차를 운행하지도 않고 멈춘 상태에서 공회전을 오래 하거나 라이트를 켜 놓으면 기름이나 배터리가 방전된다. 생산적인 활동에 써야 할 에너지를 소모적인 일에 쓰는 꼴 이다.

통증이 있다는 것은 뇌가 통증을 없애기 위해 그곳으로 쓸데없이 많은 힘(에너지)을 보내 소모한다, 용을 쓴다는 얘기다.

용을 쓰는 곳은 긴장되기 때문에 에너지 흐름이 좋지 않다. 순환이 잘되려면 통증이 없어야 한다.

통증의 종류

제1통증이란?

제일 아픈 통증을 말한다. 가장 아픈 곳을 제1통증자리라고 한다.

환부, 아시혈(阿是穴)[17]을 말한다. 실제로 통증이 존재하는 곳이기 때문에 실상의 통증이라고 한다.

예를 들어 오른쪽 발목을 삐었다면, 오른쪽 발목이 제일 아픈 통증이기 때문에 제1통증이다.

제2통증이란?

프랙탈원리로 설명되듯 뇌에서 제1통증과 같은 곳으로 인식하는 곳이다.

제1통증과 힘(에너지)의 균형을 이루는, 제1통증에 의해서 나타

---

17) "아! 이 혈이다. 맞다."는 뜻에서 붙여진 이름이다. 아픈 곳을 지칭한다.

난 자리이다. 파동의 강한 힘으로 나타난다. 그러므로 제2통증의 실질적인 원인은 제1통증이다. 그래서 제1통증을 실상의 통증이라고 하고, 제2통증을 허상의 통증이라고 부른다. 이곳은 제1통증과 힘(에너지)의 균형을 이루는 곳이기 때문에 균형자리, 똑같이 파동이 쳐 나간 자리이기 때문에 파동자리라고 부른다.

실제 통증이 존재하지 않지만 허상의 통증인 점이나 상처, 흉터가 생겨 있기 때문에 허상의 자리라고 부른다.

이런 오작동의 흔적을 보고 제1통증의 아픔을 진단하기에 진단자리라고도 할 수 있겠다.

대개 손발이나 팔다리에서 제1통증에 해당하는, 곧 대응(상응)하는 자리이기 때문에 대응자리·상응자리라고 한다.

우리 몸은 힘(에너지)의 균형을 잡아가려고 제1통증은 최소 8~12군데[18]인 제2통증자리로 힘을 분산시킨다.

예를 들어 위장이 아프면 양손(손바닥에서 가운뎃손가락뼈가 끝나는 옴폭한 부분), 양발(발바닥에서 팔자 주름이 갈

---

18)   일반 독자분들의 이해를 돕기 위해 가장 적게 잡은 것에 불과하다(양손·양발·양팔·양다리).

라지는 용천혈 부위), 양쪽 위팔(팔 안쪽 면에서 미간과 코 사이에 해당하는 부분), 양쪽 아래팔(팔 안쪽 면에서 위장에 해당하는 변비 7번 자리)[19], 양쪽 윗다리(양쪽 허벅지 뒤에서 미간과 코 사이에 해당하는 부분), 양쪽 아랫다리(다리 안쪽 면에서 위장에 해당하는 변비 7번 자리)에서 위장에 해당하는 대응자리에 똑같은 파동을 쳐 힘의 분산을 통해 균형을 이룬다.

그래서 통증을 못 느끼면서 살아간다. '통증이 없다', '나았다'고 착각하며 살아간다는 얘기다. 이게 제2오작동이다.

제2통증자리에는 제2오작동의 강한 힘(힘의 분산과 균형)으로 손(발)가락의 틀어짐과 점(상처), 곧 허상의 통증이 생긴다. 이 중의 한 곳을 치료점으로 삼으면 된다.

'새로운' 제1통증(제3통증)이란?

지압점(제2통증자리)을 지압해서 생겨난 통증으로, 제2통증자리가 제1통증으로 레벨(level)이 업(up) 되는 곳을 말한다. 이것

---

19) 234쪽 그림 6-3 참조.

을 제3통증이라고 한다. 지압을 해서 제2통증자리가 제1통증 자리보다 더 아파서 생겨난 통증이다. 곧 지압으로 생긴 통증이다. 세게 지압해서 생기는 게 아니다. 가볍게 만져도 생긴다.

인체파동원리의 치료원리는 두 번째 아픈 통증을 다스려 제일 아픈 통증을 치료하는 방법이다. 2등을 1등으로 만들면 1등은 2등으로 내려앉게 된다. 통증을 감지하는 뇌가 모든 통증에 반응하는 게 아니라 제일 아픈 통증에만 반응한다는 사실, 곧 오작동한다는 것을 역으로 이용해 뇌를 속여 치료하는 원리이다.

그 순간 뇌는 더 이상 제일 아픈 곳으로 용을 쓰는 오작동이 줄어들게 되므로 병목현상이 사라져 자연스레 낫는다.

그렇게 두 번째 아픈 통증을 자극하면 이번에는 두 번째 아픈 통증이 '새로운' 제1통증(제일 아픈 통증)이 된다. 그걸 제3통증이라고 부른다. 그래서 제2통증과 제3통증은 같은 자리다.
오른쪽 발목(제1통증)을 삔 경우 왼손에서 오른쪽 발목에 해당하는 왼손 엄지손가락 끝마디(제2통증)를 지압하면 지압으로 인한 통증으로 이곳이 다시 '새로운' 제1통증이 된다. 이것을 제3통증이라고 한다.

'새로운' 제2통증(제4통증)이란?

제2통증자리에 지압을 해서 생긴 통증, 곧 '새롭게' 제일 아픈 통증이 된 자리(제3통증)를 치료하는(풀어 주는) 파동지압점을 제4통증이라고 한다.

제3통증이 제1통증의 '새로운' 제1통증자리라면, 제4통증은 제1통증의 '새로운' 제2통증자리라고 할 수 있다. 제3통증이 파동 쳐서 나간 대응자리가 제4통증이라고 보면 이해가 쉽다. 제2통증을 제1통증보다 더 아프게 하면 제2통증이 '새롭게' 제일 아픈 통증, 곧 제3통증이 된다. 제2통증, 곧 제3통증이 '새로운' 제1통증이 되었으므로 뇌가 다시 이것을 치료하려고 용을 쓰는 제1오작동을 일으킨다.

'새로운' 제1통증, 곧 제3통증을 치료하기 위해 다시 '새로운' 제2통증자리('새롭게' 두 번째 아픈 통증이 된 곳)인 제4통증자리에 지압으로 자극해 제3통증보다 더 아프게 해서 다시 '새롭게' 제일 아픈 통증으로 만들어 줘야 한다. 그곳이 제4

통증자리다.

연쇄 반응으로 생긴 통증이 사라지면 모든 통증이 없어진다.

오른쪽 발목(제1통증)을 삔 경우 왼손 엄지손가락 끝마디(제2통증)를 지압하면 지압으로 인해 또 다시 왼손 엄지손가락 끝마디가 제일 아프게 된다. 이곳이 오른쪽 발목의 '새로운' 제1통증(제3통증)자리가 된다.

'새로운' 제1통증(왼손 엄지손가락 끝마디)을 풀어 주기 위해 그곳이 파동 쳐 간 제2통증자리 중 한 곳인 오른손에서 오른손 둘째손가락 끝마디뼈(중지 방향), 곧 오른손이라는 하나의 몸에서 왼손 엄지손가락 끝마디의 대응자리를 눌러 준다. 이곳이 오른쪽 발목(제1통증)의 '새로운' 제2통증(제4통증)자리다.

오른손이라는 하나의 몸에서 오른손 둘째손가락이 왼팔에 해당하고, 끝마디는 왼쪽 손목, 끝마디뼈의 중간 그중에서 중지 방향은 왼손 엄지손가락에 해당하기 때문이다.

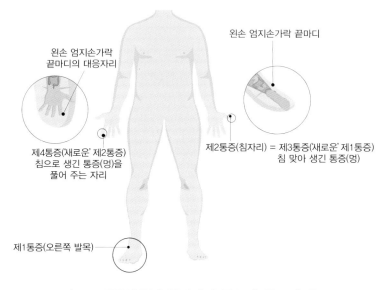

왼손 엄지손가락
끝마디의 대응자리

왼손 엄지손가락 끝마디

제4통증('새로운' 제2통증)
침으로 생긴 통증(멍)을
풀어 주는 자리

제2통증(침자리) = 제3통증('새로운' 제1통증)
침 맞아 생긴 통증(멍)

제1통증(오른쪽 발목)

그림 5-1 오른쪽 발목(제1통증)의 제2통증, 제3통증, 제4통증

그럼 두 번째 아픈 통증이 다시 첫 번째로 올라오니까 이것도 때려잡기 위해서 다시 세 번째 아픈 통증을 지압으로 더 아프게 한다. 그 다음에는 세 번째 아픈 통증을 치료하기 위해 네 번째 아픈 통증을 자극해 더 아프게 한다. 이런 식으로 계속해 나간다.

'아픈 곳(제1통증)'을 치료하기 위해 이곳이 파동 쳐 나간 대응자리(제2통증)를 치료점으로 삼아 더 아프게 해서 뇌를 속이는 방법이다. 손발이나 팔다리 모든 곳에서 대응자리를 치료하지 않아도 된다. 그중에서 한 곳을 집중해서 치료하면 된다.

통증은 또 다른 통증을 낳는다

외부 충격으로 생긴 통증은 하나의 파동이 되어 온몸에 퍼져 나가면서 또 다른 통증을 일으킨다.

오른쪽 발목을 삐었다면 오른쪽 발목이 제일 아픈 곳이므로 제1통증자리가 된다. 아시혈이다. 오른쪽 발목에 필요 이상의 강한 힘(에너지)을 보냄으로써 자연 치유가 안 된다.

많이 보내면 잘될 것 같은데 도리어 안 되는 이유는 뭘까? 어떤 일이든 조금씩 천천히 해야, 지치지 않고 오래할 수 있다. 우리 몸도 마찬가지다. 어떻게든 빨리 고치려고 너무 많은 에너지를 쏟다 보니 도리어 치료가 안 된다는 것이다. 이걸 오작동이라고 부른다.

제1통증은 분산을 통한 균형을 이루기 위해 파동을 일으켜 제2통증, 제3, 제4, 제5통증,…… 곧 허상의 통증을 일으킨다. 제2통증은 제1통증으로 인해 어긋난 균형을 이루는 과정에서 만들어진다. 발목을 삐면 우리 몸에 여덟 군데 이상 수천·수만 곳(세포 하나까지 몸 하나이므로)에 발목에 해당하는 대응자리인 제2통증자리가 생길 수 있다.

삔 오른쪽 발목(제1통증자리)으로 인해 생기는 제2통증자리는 오른발에서는 새끼발가락 끝마디, 왼발에서는 엄지발가락 끝마디, 오른손에서는 새끼손가락 끝마디, 왼손에서는 엄지손가락 끝마디 등이다. 그곳에서 모두 오른쪽 발목에 해당하는 대응자리다. 이 중에서 한 군데를 선택해서 자극한다. 치료 효과는 같다.

파동 중급자의 이해를 돕기 위해 오른쪽 발목의 제2통증자리를 추가하면 다음과 같다.

왼손에서 오른쪽 서혜부에 해당하는 합곡혈 자리, 왼 손목에서 천골에 해당하는 양지(陽池)혈 부위, 오른 아래팔 안쪽에서 장요근에 해당하는 태연(太淵)혈 부위, 오른 아래팔 안쪽에서 쇄골(엉덩이, 오른쪽 발목)에 해당하는 자리, 왼쪽 아래팔등에서 발목(허리)자리인 왼쪽 손목의 시소 반대편에 해당하는 팔꿈치 부위인 곡지혈 근처에 해당하는 자리이다. 다리에서의 제2통증자리는 팔과 똑같이 대응하면 된다.

뇌의 오작동 때문에 생기는 제2통증자리에는 점이나 흉터가 생기거나 손(발)가락이 뒤틀린다. 이곳에 지압으로 자극하면 뇌는 '새로운' 통증에 집착하게 되고, 다시 이곳으로 과도한 힘을 보내 오작동을 일으킨다. 이렇게 되면 발목은 안 아픈데, 지압한 자리가 아프게 느껴진다.

지압해서 생긴 통증('새로운' 제1통증, 제3통증)도 삔 발목으로 생긴 제2통증처럼 또 다른 통증('새로운' 제2통증, 제4통증)을 일으킨다. '새로운' 제2통증자리에 지압으로 자극을 주어 '새로운' 제1통증을 잠재운다.

삔 오른쪽 발목을 치료하기 위해 오른손에서 오른쪽 발목에 해당하는 새끼손가락 끝마디를 지압했다면 왼손(발)에서 오른손 새끼손가락 끝마디에 해당하는 왼손(발) 둘째손(발)가락 끝마디뼈, 오른손(발)에서 오른손 새끼손가락 끝마디에 해당하는 오른손(발) 넷째손(발)가락 끝마디뼈를 지압해서 지압의 부작용(지압으로 생긴 멍이나 아픔)을 풀어 준다.

이렇게 연쇄 반응으로 생긴 모든 통증이 사라져야 삔 오른쪽 발목이 낫는다.

정리하면 제2통증자리는 제1통증을 치료하기 위해서 지압하는 곳으로 제1통증의 대응자리이다.

'새로운' 제2통증(제4통증)자리는 지압을 해서 생긴 부작용(멍이나 아픔)을 풀기 위한 자리로 제3통증의 대응자리이다.

제3통증은 제2통증자리에 지압을 할 때 생기는 통증이기 때문에 제2통증자리와 제3통증자리는 같은 곳이다.

당신은 심장이 안 좋네요

파동 입문 초기에는 길거리, 전철 안에서도 다른 사람의 얼굴을 유심히 쳐다보는 버릇이 생겨 간혹 오해를 받기도 한다.

'내 얼굴에 밥풀이라도 묻었나?'
그러나 조금만 지나면 얼굴에 만족하지 못하고, 팔뚝이나 양말까지 벗기려고 덤벼든다. 그런데 곱게 보는 걸로 끝나지 않는다는 데에서 문제의 심각성은 커진다.
"당신은 간이 약하네요!"
"당신은 심장이 안 좋네요!"
그나마 "혹시 허리가 아프지 않으세요?", "발목 삔 적 없으세요?"는 양반에 속한다.
의사에 대한 믿음이 전혀 형성되어 있지 않은 상태에서의 그런 말은 환자로 하여금 강한 거부감을 갖게 만든다.
'저 놈이 무슨 저런 악담을 하나!'
'이상하네. 나는 멀쩡한데, 아프다고 하니. 어떻게 된 걸까?'
오해하고 심지어 의사의 진단이 틀렸다고 착각하게 된다.

인체파동원리로 환자의 아픔을 진단할 때 "심장이 안 좋습니다!"라고 하는 말의 의미를 제대로 이해해야 한다.

심장이 아프다고 통증을 호소하면, 곧 수시로 떼를 쓰거나 신호를 보내오면 우리 몸은 생명을 유지할 수 없다. 심장은 피곤하다고, 힘들다고 '쉬었다가 다시 뛸래!' 할 수 없다.

심장이 혼자 말 못할 마음 고생을 하고 있다는 증거가 바로 얼굴이라는 한 몸에서 심장에 해당하는 대응자리인 왼쪽 눈가에 생긴 주름이고, 짝눈이다. 왼쪽 젖가슴이 오른쪽보다 작고 함몰된 경우(긴장)다. 물론 오른쪽에 비해 크고 처진 경우(이완)도 심장이 약하다는 거다.

따라서 의사는 환자의 왼쪽 아래팔에서 심장에 해당하는 파동자리(왼 팔꿈치 아래 안쪽 보드라운 피부)에 나타난 점만 보고도 환자가 느끼고 있든, 전혀 느끼지 못하든 상관없이 '아, 이 환자 심장이 많이 힘들어하고 있구나!' 아는 것이다.

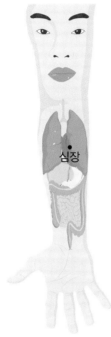

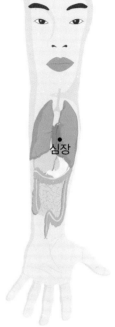

오른팔 안쪽   왼팔 안쪽

그림 5-2 양쪽 팔 안쪽에서의 파동자리

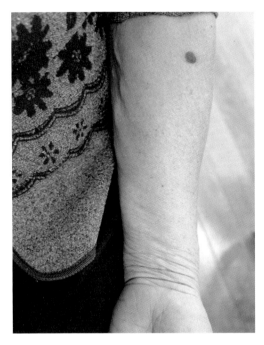

사진 5-1 왼 아래팔 심장 점

이런 경우 '심장이 힘들어한다'는 것을 환자에게 확인시켜 줘야 한다. 심장 연관통은 누구나 다 갖고 있다. 왼쪽 가슴 쇄골 밑의 한 부분을 손가락으로 누르면 누구나 다 아파한다.

"어떠세요?"

"그렇게 누르면 안 아픈 사람이 누가 있어요?"

왼 팔꿈치 아래 안쪽에서 심장에 해당하는 보드라운 피부(사진의 점이 난 자리)를 지압하거나 침 한 개를 꽂은 다음,

다시 환자의 왼쪽 가슴을 눌러 주면 십중팔구,

"안 아파요. 또 만져서 무뎌져서 아프지 않은 것 아닌가요?"
신기해하거나 생트집을 잡으려 든다. 침 한 개로 심장 연관
통이 사라지는 게 믿어지지 않기 때문이다.

'심장이 약하다'는 얘기는 환자의 자존심을 건드린다. 죽음
을 연상시키기 때문에 기분 나빠하므로 조심해야 한다. 그
래서 남의 집 안방으로 무작정 들어가면 안 된다. 조심스레
노크부터 해야 한다. 허락을 받아야 한다. 환자의 믿음과 관
심을 먼저 사야 하는 이유다.

"혹시 가슴이 답답하거나 아프지 않으세요?" "가슴이 벌렁
거리거나 깜짝깜짝 놀라지 않으세요?"라고 물어보면 된다.

하지만 인체파동원리는 불문진단이고, 한 개의 침으로 한
군데의 아픔을 즉각 해결하는 방법이다 보니 의사의 눈에
환자의 아픔이 보이니 당연히 "어디, 어디가 안 좋네요." 침
을 놓거나 지압을 하고는 바로 "어때요?" 물으니, 환자는 당
황할 수밖에 없다. 세상 어디에도 이렇게 얼굴만 봐도, 엉뚱
한 데 지압만 해도 바로 좋아지는 걸 경험하지 못했기 때문
이다.

"관상도 보시나요?"

인체파동원리가 세상에 널리 알려져 그 효과가 입소문을 타게 되면 그땐 이런 오해도 자연스레 사라질 것이다.

이런 질문은 환자로부터 '어! 참 용하네. 진맥을 하지도 않았는데, 어떻게 족집게처럼 집어낼 수 있을까?'라는 믿음을 통해, '아! 내가 말하지도 않았는데 내 아픔을 다 알고 있다면, 이 의사라면 내 병을 고칠 수 있겠구나'라는 확신을 심어 주는 효과도 있다.

어떤 사람은 '멀쩡한 사람을 병신으로 만들어버리네' 기분 나빠하고, 환자에게 약 팔아먹으려고 있지도 않은 아픔을 만들어 내는 사기꾼으로 의사를 생각할 수도 있다. 그렇기 때문에 인체파동원리를 접하고 점으로 보는 진단법에 푹 빠진 입문자들이 조심해야 할 말은 "당신은 심장이 안 좋네요!"다.

혹시라도 있을 오해를 그나마 줄이려면 생명과 직결된 오장육부 얘기보다는 팔다리, 허리, 어깨, 무릎, 목 얘기만으로 끝내야 한다. 그리고 특정 어깨나 발목에 해당하는 자리에 점이 있더라도 두루뭉술하게 얘기해야 한다.

예를 들면 사진에서 보듯 오른 아래팔에서 왼쪽 허리의 제2 통증자리인 오른 팔등 손목 근처에 생긴 조그만 멍 자국(점)을 보고, "허리가 아프시죠? 왼쪽 다리가 더 안 좋으시죠?" 라는 말이 입에 맴돌더라도 참고 기다려야 한다.

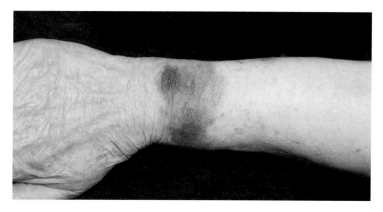

사진 5-2 오른손목 멍

"혹시 다리가 불편하지는 않으세요?"로 끝낼 일이다. 왜냐하면 인체파동원리에서 '왼쪽 다리가 안 좋으면 그나마 건강한 오른쪽 다리를 많이 쓰게 되므로, 오른쪽 다리를 다쳐서 오게 된다. 실제로 약한 왼쪽 다리는 멀쩡하고, 덜 약한 오른쪽 다리만 아픈 걸로 오해하는 것이다.

또 "다리 아플래, 허리 아플래?" 하면 당연히 "다리 아플래요" 하듯이 허리가 약하다는 걸 다리 통증으로 먼저 표현하기 때문에 환자는 다리 통증만 느끼지, 허리가 아픈 줄 모른다. 당연히 '허리가 아프죠?', '왼쪽 다리가 안 좋다'는 의사의 말이 불신을 키울 수 있다.

의사의 속(마음)은 다 타들어 갈지라도 참고 또 참아 두루뭉술하게 얘기해야 환자도 믿음이 더 생긴다. 왜냐하면 '간이나 심장이 안 좋다'고 그걸 이해하고 수긍할 사람은 거의 없는 반면 '허리, 어깨, 무릎 아프다'는 말에는 쉽게 공감할 사람이 많기 때문이다.

오장육부는 생명과 직결되는 장기이기 때문에 어지간히 아프지 않고는 통증을 못 느낀다. 반면 허리, 어깨, 무릎과 같은 근골격계는 활동의 장애로 나타나는 아픔이기 때문에 쉽게 그 이상증상을 알려 주므로 "다리가 불편하지 않으세요?"라는 말에 환자는 더 쉽게 공감하게 되는 것이다.

단적으로 한의원에 내원하는 환자의 70~80%가 허리, 어깨, 무릎, 목, 관절의 이상을 호소한다. 사람들은 왜 생명과 직결된 간이나 심장의 아픔에 대해서는 그렇게 무감각하고, 또 간이나 심장이 안 좋다는 의사의 애정 어린 충고에 오히려 역정을 내는 것일까?

참다 참다 도저히 못 견뎌 쓰러질 지경이 되어서야 우리 몸은 살려 달라는 통증의 신호를 보낸다. 또 환자 자신도 아픔의 근원을 찾아 해결하기보다는 어떻게든 '아프지만 않으면 된다'고 생각한다.

팔꿈치와 무릎을 굽혔을 때 닿는 부위가 왼쪽은 심장, 오른쪽은 간이다. 팔꿈치와 무릎은 심장과 간을 보호하기 위해 존재한다. 오른손잡이가 많은 것은 왼팔은 심장을 보호해야 하기 때문이다.

격투기 선수들이 시합을 할 때 왼팔이 어디 있나 유심히 보라. 왼쪽 가슴을 보호하는 자세를 취하고 있다. 왼팔은 수비, 오른팔은 공격 자세다. 왼쪽 어깨, 왼쪽 팔꿈치, 왼쪽 무릎이 아픈 게 심장 때문임을 안다면 생명과 직결되는 심장을 고칠 생각을 해야 마땅하다. 하지만 당장 근골격의 아픔에 더 연연하고 매달린다.

환자가 호소하는 말만 좇아서는 답이 없다.

점, 흉터, 상처, 관절의 변형만 봐도 그 사람의 과거, 현재의 아픔뿐만 아니라 미래의 아픔까지도 예측하고 판단할 수 있다고 보는 게 인체파동원리이다.

오해하지 말아야 한다. 점의 진단은 현재의 아픔만을 얘기하는 게 아니라는 것을.
오른쪽 눈가에 난 점이나 짝눈은 간, 왼쪽 눈 주위에 생긴 상처나 짝눈은 심장이 약해서 생겼다는 걸 알려 줘도 가볍게 지나칠 뿐이다. 점이나 상처가 없는 사람은 없기 때문이다. 결국 환자나 의사 모두 우리 몸에 대해 무지(無知)하기 때문에 생긴 결과다. 의학 지식이 없다는 얘기가 아니다.

통증이 사라진다고 나은 것이 아니다

염좌는 관절이 삐끗해서 관절 주위 조직에 상처가 생기는 것을 말한다. 물리치료를 받거나, 침을 맞거나, 뜸이나 찜질을 하지만 잘 낫지 않는다. 통증이 없어지고 부기가 가라앉으면 나은 것으로 생각하지만 나은 게 아니다. 제2통증자리에 점이나 흉터, 상처와 같은 허상의 통증을 남겨 어긋난 균형을 이루고 있기 때문에 나은 줄 착각하고 살아가는 것이다.

인체파동원리에서는 발목 염좌도 암과 똑같은 불치병이라는 관점에서 접근한다. 인체파동원리에서는 인간은 태어날 때부터 오작동[20]을 일으키는 상태, 곧 건강하지 않은 상태로 태어난 존재다.

발목이 약한 부모가 임신한 아이는 발목이 약한 상태로 태어난다. 발목이 다른 곳보다 약하다고 뇌가 착각해서, 발목을 보호하기 위해 과다한 힘(에너지, 치료 물질)을 항상 발목으로 보낸다(제1오작동).
걸음을 걸을 때마다 팽팽한 긴장 상태가 연출된다. 평소에

---

20)   쓸데없이 지나치게 불필요한 힘(용)을 쓰는 것.

도 많은 힘이 와 있는 상태이기 때문에 이 힘을 넘어서는 외부 충격이 발목에 주어지면 더 이상 충격을 지탱할 힘이 없기 때문에, 방어하기가 힘들어 다른 어느 부위보다도 먼저 발목을 다친다.

통증을 느끼는 것은 발목이 아니라 뇌다.

발목을 삐는 순간 또다시 뇌는 그 발목을 즉각적으로 빨리 원상으로 돌리려는 쓸데없는 노력(제1오작동)의 결과로 그곳으로 지나치게 많은 힘(에너지)을 쏟아 부어 부종으로 나타나게 되고, 더 이상 일을 하게 되면 우리 몸이 위험하다는 판단 때문에 쉬어야 한다는 명령을 보내므로 통증을 느끼게 된다.

하루 이틀 지나면 통증이 줄어드는 것은 균형원리에 의해 통증을 분산하고 분배했기 때문이지, 나은 것이 아니다. 몸은 스스로 균형을 회복하기 위해 인체에서 발목에 해당하는 부분(제2통증자리)으로 통증을 분산시킨다. 이렇게 되면 균형을 이루고 있다고 착각해 발목 통증을 잊는다. 만성병이 되고 불치병이 된다. 똑같은 자리를 반복해서 삐게 된다.

발목 염좌 때문에 허리디스크, 퇴행성 관절염이 온다.

발목을 완치한 게 아니기 때문이다. 발목이 약하기 때문에 자연스레 약한 발목 대신 반대편 무릎을 많이 써서 반대편 무릎까지 다치게 된다. 또한 다친 다리의 고관절도 안 쓰게 되므로 그곳도 약해진다.

인체파동원리는 삔 발목을 직접 자극하는 게 아니라 반대편 발목(좌우 균형), 같은 편 손목(상하 균형), 반대편 손목(대칭)과 같은 파동(균형)자리를 치료한다. 왼쪽 발목이나 발등이 삔 경우에는 반대편 발(손)에서 왼쪽 발목에 해당하는 대응자리, 곧 제2통증자리인 엄지발(손)가락 끝마디를 자극한다.

자리를 옮겨 가면서 누르면 유난히 아픈 곳이 있다.
왼쪽 발목 바깥쪽 복숭아뼈 아래에 위치한 구허(丘墟)혈을 삔 사람은 오른발에서 왼발 구허에 해당하는 제2통증자리인 은백(隱白)혈 근처, 곧 엄지발가락 끝마디 바깥쪽 부위가 유난히 아프다. 이곳을 꾸준히 지압해서 통증이 사라질 때까지 치료한다.

작은 통증이라도 가볍게 여기지 말고, 이 통증의 시작을 찾아서 꼭 풀어 줘야 건강한 삶을 살 수 있다.

왼쪽 손목이 아프다면 이곳의 허상의 통증자리를 살펴 오른쪽 손목(좌우 균형자리)에 생긴 화상 자국을 보고 그곳을 지압해 왼쪽 손목을 치료하는 식이다.

목이 뻣뻣하고 고개를 돌릴 수 없는 환자가 왔다. 목의 허상의 통증자리인 귓불이 접혀 있다. 이곳에 침을 놓아 편 상태로 만들어 주자 바로 목이 편해졌다.

다음은 필자의 경험담이다.

무단히 오른쪽 어깨가 아프다. 오른쪽 어깨의 대응자리는 왼손에서 둘째손가락 뿌리마디다. 그곳을 자극해도 별 효과가 없다. 그런데 초등학교 5학년 때 급우랑 장난치다가 연필심에 왼쪽 손등이 찔려 흑연심이 남아 있는 흉터가 눈에 들어왔다. 인체파동원리에서 보는 왼쪽 합곡자리(그림 5-3)다. 이곳에서 둘째손가락 방향으로 치우쳐 침 한 개를 꽂자마자 오른쪽 어깨 통증이 봄눈 녹듯 사라졌다.[21] 대응자리만 봐서는 안 된다는 얘기다. 균형의 관점에서 봐야 한다.

---

21) 당연히 지압을 해도 똑같은 효과를 낸다.

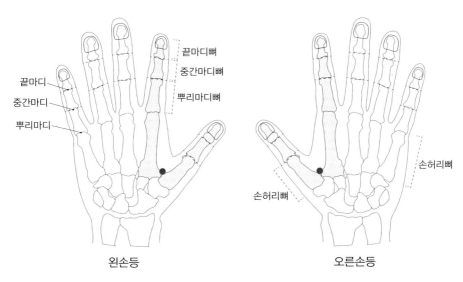

끝마디뼈
중간마디뼈
뿌리마디뼈

끝마디
중간마디
뿌리마디

손허리뼈

손허리뼈

왼손등

오른손등

그림 5-3 합곡

어때요?

의사가 인체파동원리를 제대로 활용해서 환자를 진단하는지 확인할 수 있는 방법이 있다.

"어디가 불편해서 오셨어요?"(초짜다)

"어디, 어디가 안 좋으시네요. 혹시 예전에 어디 다친 적 없으세요?"(제대로다)

마찬가지로 인체파동원리로 환자를 제대로 치료하는지 확인하는 방법이다.

의사가 환자에게 침을 꽂기 전에 먼저 아픈 부위를 눈으로 확인시킨 다음 침을 꽂고, 꽂은 즉시 바로 "어때요?"라고 묻는지의 여부이다.

기존의 다른 병원이나 한의원에서의 진료 방식과 전혀 다르기 때문에 인체파동원리를 처음 접하는 분들은 대개 당황하거나 황당해한다.

'아니, 뭐가 어떻다는 거지?'

그래서 대부분 되묻는다.

"뭐가요?"

"침 맞고 통증이 줄어들었는지, 똑같은지 확인하는 겁니다."

그때서야 통증을 찾으려고 분주하다.

침 맞고 바로 통증이 없어지리라고는 감히 상상도 못했기 때문에, 이런 진료 방식이 낯설 수밖에 없고, 어떤 분들은 거부감을 표출하기도 한다. 강요한다고 생각하기 때문이다. 필자도 처음엔, 환자가 마지못해 의사가 기대하는 답을 한다고 생각할 때도 있었다. "글쎄요. 잘 모르겠는데요."는 점잖은 표현이다.

하지만 이런 진료 방식에 익숙해지면, 침 맞고 통증이 개선될 수 있다는 것을 알게 되므로 침 맞기 전후를 비교한 후 "어때요?"란 의사의 물음에 호의적인 태도를 보인다. "어! 하나도 안 아파요. 참 신기해요. 이상하네." 같은 반응을 보인다. 환자의 입에서 이 정도의 표현은 나와야 의사로서 살맛이 난다.

의사의 진정한 즐거움은 아픔에 고통받는 환자를 제대로 진단하고 치료해낼 때이다.

따라서 침을 꽂기 전에 먼저 진단이 제대로 이루어져야 한다. 인체파동원리는 환자 본인도 모르는 과거, 현재, 그리고 미래의 아픔을 얘기하기에 먼저 통증이 왜 생기는지, 통증을 갖고 있으면서도 환자 본인은 왜 못 느끼는지, 왜 잘 안 낫는지를 설명해 줘야 한다.

그리고 건강하다면 특정 부위를 눌렀을 때 하나도 아프지 않아야 하므로, 먼저 아픈 부위를 손으로 눌러 확인시켜 줘야 한다. 이때 환자는 극심한 통증을 호소한다.

"그렇게 세게 누르니까 아프지요."

하지만 똑같은 힘으로 눌러서 어떤 부위는 아프고, 다른 부위는 아프지 않다면 세게 눌러서 아픈 게 아니라, 그 부위가 다른 부위에 비해서 안 좋아서 아픈 것임을 교육해야 한다.

그런 다음, 인체파동원리의 치료는 진정한 '일통증(壹痛症)에 일침(一鍼)'[22]이라는 것을 보여 줘야 한다. 많은 걸 보여주려고 애쓸 필요가 없다. 하나만이라도 제대로 보여 줘라.

"어디가 불편하세요?" 물으면 "아픈 데가 없어요." 우기는 분들이 종종 계신다. 팔다리는 오장육부가 기능하는 몸통을

---

22) 한 군데의 통증을 제거하는 데에 침 한 개면 충분하다.

보호하기 위한 목적으로 존재한다. 음식을 먹어야 산다. 에너지가 공급되어야 생명을 유지할 수 있기 때문에 팔다리를 써서 에너지를 공급받는다.

몸통에서 나오는 양쪽 겨드랑이나 서혜부는 누구나 다 아프다. 살짝 누르기만 해도 '악!' 소리를 지른다. 네 곳 중 한 군데를 지압해서 아픔의 정도를 확인한 다음 이곳에 해당하는 파동자리를 지압하거나 침을 꽂은 다음 바로 치료 전후의 아픔의 크기를 비교해 보면 즉각적인 효과를 경험할 수 있다.

왼쪽 겨드랑이와 사타구니의 파동자리는 오른쪽 합곡이나 태충이다. 오른쪽 겨드랑이나 사타구니의 제2통증자리는 왼쪽 합곡이나 태충이다. 다만 겨드랑이를 치료할 때에는 둘째 손(발)가락에 치우쳐 자극해야 하고, 서혜부를 치료할 때에는 엄지 손(발)가락에 치우쳐 자극해야 한다.
합곡은 첫째손가락뼈와 둘째손가락뼈가 만나는 사이이고, 태충은 첫째발가락뼈와 둘째발가락뼈가 만나는 사이이다.

그래서 침을 꽂기 전에 환부(실상의 통증, 제1통증)가 얼마나 아픈지 환자로 하여금 확인시킨 다음 파동자리에 침 한

개를 꽂아 즉각적으로 통증의 개선 효과가 있는지를 보여 줘야 하기 때문에 "어때요?" 하는 것이다.

"어때요?"라는 말이 함축하고 있는 의미는 다음과 같다.

환자와 의사 모두에게 긍정적인 치료 효과를 기대할 수 있다. 환자에겐 의사에 대한, 치료에 대한 믿음과 확신을 심어 주는 게 제일 중요한 일이자 치료 과정이기 때문이다. 의사 입장에서는 자신이 계획하고 의도했던 치료 효과가 눈앞에 그대로 나타나므로 치료 행위가 일(노동)이 아니라 신명나는 놀이가 된다.

"어때요?"는 약방의 감초다.

또한 환자의 입을 통해 치료의 변화를 다시 한 번 확인하는 이유는 인간이 단순히 육체적 존재가 아니라, 정신의 지배를 받는 정신적인 존재이기 때문이다. 그 말은 육체뿐만 아니라 정신도 함께 치료해야 시너지 효과를 거둘 수 있다는 뜻이다.
우리 인체는 통증을 환부가 느끼는 게 아니라 뇌와 정신이 인지하고 판단하기 때문에, 환자에게 있어 의사에 대한 믿음과 신뢰가 가장 우선이다. 플라시보—가짜 약, 위약(僞藥)—효과나 피그말리온—긍정, 자기 암시, 자기 최면—효과가 그냥 효과를 내는 게 아니다.

따라서 의사가 환자의 병을 제대로 고칠 수 있는지 없는지를 보여 줘야 한다. 첫 단추를 꿰는 게 제일 중요하다.

시간에 쫓긴다고 해서, 설명해 주어도 환자가 잘 모를 거라는 지레짐작으로, 무턱대고 침부터 꽂을 생각을 하지 말아야 한다. 환자를 사랑한다면, 환자의 고통이 눈에 보인다면, 힘들고 어려워도 찬찬히 설명하고, 확인하는 작업을 거쳐야 한다. 당장은 더디고 고된 작업이지만, 그게 지름길이다.

입문 초기, 인체파동원리의 즉각적인 효과를 검증하기 위해 많은 사람들 앞에서 환자를 세워 놓고 침을 꽂은 적이 있었다.

'정말 될까. 이렇게 심한 환자를 침 몇 개로, 단 한 번의 치료로 고친다는 게 말이 되나. 괜히 섣부른 욕심을 낸 건 아닐까. 안 되면 저기 있는 많은 사람들이 뭐라 생각할까. 쪽팔리면 어떡하지…….'

그러니 목소리에 힘이 실릴 리 없다. 불안감이 기대감을 훨

씬 압도하기 때문이다. 기어들어 가는 목소리다. 환자나 주
변 사람들도 느낀다. 확신이 없다는 걸.

하지만 지금은 다르다. 인체파동원리를 알아 가면 알아 갈
수록 더 높아지고 커지는 게 "어때요?"다.

침 맞은 죄밖에 없는데,
멀쩡한 팔이 침 맞고 안 올라가요

오른쪽 어깨가 아픈 환자분이 내원하셨다.

"며칠 전 배드민턴을 무리하게 쳤는데, 그 다음날 자고 나니까 오른팔이 안 올라가요."

인체파동원리로 무장된 내 입장에선 그 환자의 얘기가 귀에 들어올 리 없다.
'어깨가 원래 약하기 때문에 아픈 거지, 배드민턴 좀 더 쳤다고 아픈 게 아닌데……'
이렇게 얘기해도 환자에게 씨도 안 먹히는 줄 알기 때문에, "아, 그러세요?" 공감해 주는 시늉이라도 했다.
환자의 말이 맞는지 확인 작업에 들어갔다.

오른쪽 어깨에 해당하는 파동(대응)자리인 왼쪽 둘째손(발)가락과 오른쪽 넷째손(발)가락을 살펴보니 이상이 없다.
대신 왼쪽 어깨에 해당하는 파동자리인 왼쪽 넷째손(발)가락과 오른쪽 둘째손(발)가락을 살펴보니 왼손 넷째손가락 뿌리마디에 검은점이 있다.

또 오른발 둘째발가락이 휘어, 가운뎃발가락 위로 올라가 있다. 오작동의 강한 에너지 파동이 와서 점이나 관절의 변형이 생겼다. 이런 경우 왼쪽 어깨가 약한 것으로 진단된다.

"제가 보기엔, 왼쪽 어깨도 안 좋은데 괜찮으세요?"
"왼쪽 어깨는 멀쩡해요. 오른쪽 어깨만 고쳐 주면 돼요."

이 환자도 예외 없이 오른쪽 어깨만 아프다고 우겼다. 이런 경우 오른쪽 어깨를 치료해 주면, 반드시 왼쪽 어깨가 아파 온다. 오른쪽 어깨는 치료가 쉽지만, 왼쪽 어깨는 회복이 더디고, 시간도 많이 걸린다. 왼쪽 어깨가 출발이기 때문이다.

"오른쪽 어깨가 아픈 것은 배드민턴을 무리하게 친 것도 원인이지만, 진짜 이유는 왼쪽 어깨예요. 왼쪽 어깨가 약하다보니까 자연스레 약한 왼팔을 보호하려고 오른팔을 많이 써서 오른쪽 어깨를 다치게 된 거죠. 이런 경우 오른쪽 어깨는 빨리 나아요. 하지만 오른쪽 어깨를 치료하면 반드시 왼쪽 어깨가 아파 올 거예요. 이때에는 왼쪽 어깨를 고치는 기간이 오른쪽 어깨보다 더 오래 걸린다고 보시면 돼요."

"아니, 원장님? 전 오른쪽 어깨가 아파서 온 거지, 왼쪽 어깨는 멀쩡하다니까요." 짜증 섞인 말투였다.

"지금은 이해되지 않으시겠지만, 그래요. 우선 팔 올라가게 해 드릴게요."
오른쪽 어깨에 해당하는 파동(균형)자리인 왼쪽 무릎 밑에 위치한 족삼리혈에 침을 꽂고, 왼쪽 팔꿈치에 있는 곡지혈을 지그시 눌렀다.
"자, 오른팔을 한번 들어 보세요."
"악! 아니, 팔을 이렇게 세게 누르면 어떡해요? 오른팔을 못 드는데, 어떻게 들라는 거요?" 신경질적인 목소리로 말했다.
"제가 세게 눌러서 아픈 게 아니라, 오른쪽 어깨가 약하다 보니 우리 몸에서 오른쪽 어깨에 해당하는 왼쪽 팔꿈치가 조금만 눌러도 아픈 겁니다."

"원래 다 아픈 거 아니에요? 만져서 안 아픈 데가 어디 있어요?"
"건강하다면 아프지 말아야 합니다. 아프다면 거기에 해당하는 몸의 어딘가가 약한 거고요."

그래도 여전히 이해가 안 된다는 표정이었다.

"자, 제가 치료했으니까, 힘드시겠지만 들어 보세요."

"어, 아까는 팔을 못 들었는데, 지금은 올라가요. 팔을 올릴 때 어느 부위에서 힘들긴 하지만 좀 낫네요. 신기하네."

표정이 좀 누그러졌다.

며칠 후 그 환자분이 다시 내원하셨다.

다짜고짜 시비를 건다.

"원장님! 며칠 전에 원장님이 한 말 때문에 오늘 아침에 자고 났더니 멀쩡한 왼쪽 어깨가 아파요. 여기 와서 침 맞은 것밖에 한 일이 없는데. 침 맞은 게 죄네."

이 환자의 경우처럼 제1통증인 오른쪽 어깨를 치료하면 오른쪽 어깨는 좋아진 대신 오른쪽 어깨가 제일 아프기 때문에 잊고 있었던 왼쪽 어깨가 수면 위로 드러나게 된다. 1등이 규칙 위반으로 탈락하는 바람에 졸지에 2등이 우승하는 것과 똑같다. 당장 오른쪽 어깨가 아프다 보니, 원래 안 좋았던 왼쪽 어깨는 아픈 줄 모르고 지냈는데, 오른쪽 어깨가 좋아지니까, 이번엔 왼쪽 어깨인 것이다.

폭우로 범람한 물이 빠지면서 바닥의 쓰레기가 드러나듯,

제일 아픈 통증이 해결되면, 여지없이 두 번째 차례다. 큰 아들 대학 보내고 나면 다 했다 싶지만, 돌아서면 둘째 아들이 기다리고 있는 꼴이다.

혹 떼러 왔다가 혹 더 붙인 꼴

"원장님! 어제부터 목이 안 돌아가요. 어찌 된 거예요?"

원장실에 들어오는 모습이 한눈에도 목이 **뻣뻣**한 상태다. 고개를 전후좌우로 돌리지 못하는 게 안쓰러워 보인다. 60대 중반의 여성분이다.

수십 년 전부터 발생한 양쪽 다리가 저리고 당기는 증상으로 몇 주 전에 필자의 한의원에 내원하셨다.

침 치료와 한약 복용 후 다리 저림과 당기는 증상은 좋아졌는데, 어느 날부터 왼쪽 무릎 통증을 심하게 호소하셨다. 무릎 통증으로 절룩거리며 간신히 걸었는데, 이제 그게 좀 좋아지는가 싶더니, 어느새 무릎 통증이 목으로 옮겨 간(?) 것이다.

"어째, 혹 떼러 왔다가 혹을 더 붙이니, 무슨 영문인지 모르겠네요."

통원 치료 중 우리 몸이 아픈 이유와 치료되는 과정에서 더 아플 수 있다는 것에 세뇌당한 탓일까, 짜증 섞인 목소리가 아니다.

"원장님! 처음 한의원에 왔을 때, 다리 저리고 당기는 게 허리 때문에 온 거라고 했잖아요. 허리 치료하고 나면 목이나 무릎이 아파올 거라고 했는데. 원장님 말이 씨가 되어서 그런지, 그대로 되네요."

허리 아픈 환자의 경우, 허리가 아프지 않다고 치료가 끝난 게 아니다. 제일 아픈 허리가 두 번째 통증으로 통증의 레벨이 떨어진 대신 또 다른 제2통증인 무릎이나 목이 졸지에 '새로운' 제1통증이 되기 때문에 환자는 허리가 나아도 허리가 좋아졌다는 말을 하지 않는다.

대신 '멀쩡하던 무릎이나 목이 아파요. 통증이 허리에서 무릎으로, 목으로 옮겨 갔어요.' 한다. 그래서 허리는 좋아져도, 멀쩡하다고 생각하던 무릎이나 목이 아프기 시작하기 때문에 좋아져도 좋아진 줄 모르고, 의사에게도 고마워하지 않는다. 도리어 '침 맞고 없던 병이 생겼다'고 화를 내며 치료를 중단하거나 다른 병원으로 떠난다.

따라서 침을 놓기 전에, 치료하기 전에 먼저 허리가 아픈 이유가 무엇 때문인지, 치료되는 과정에서 나타날 수 있는 현상이 뭔지 설명하고 구체적인 증상이 침 치료 후 어떻게 달라질 수 있는지 확인시킨 다음 치료하는 것이 중요하다.

정말 이 환자는 혹(다리 저린 것) 떼러 왔다가 도리어 혹(왼쪽 무릎 통증, 뒷목 뻣뻣한 증상)이 생겼을까.

목이 아픈 게 다리 저린 것을 치료하는 연장선에 있음을 이해시켜야 한다. 그래서 이분을 대기실로 모시고 나갔다.
"자, 여러분 주목해 보세요. 지금 이 어머님이 저희 한의원에 다리 저린 것 때문에 오셔서 침도 맞고, 한약도 열심히 드시고 계시는데, 왜 멀쩡한(?) 왼쪽 무릎이 아프고, 뒷목이 당기고 뻣뻣한 증상이 생기는 걸까요?"
"나으려고 그런 거지요."
대기실에 앉아 계시던 어르신들이 이구동성으로 대답하셨다. 교육의 힘은 이렇게 무섭다.

"통증이 다리에서 무릎으로, 그리고 이번에는 목으로 옮겨간 게 아니에요. 뇌는 목이나 무릎을 같은 자리, 곧 힘(에너지)의 균형을 이루는 자리로 인식하고 있기 때문에 무릎을 다치면 결국 언젠가는 목도 다치게 되는 거예요. 지금 이 어머님이 왼쪽 무릎 통증으로 고생하시는데, 오늘 아침부터 목을 쓸 수 없게 된 것도 다 같은 이유예요. 침을 맞거나 한약을 먹어서 없던 병이 생기는 게 아니라, 병원에 오기 전부터, 원래 목도 안 좋고, 허리도 약하고, 무릎도 아팠어요. 다만 허리가 아프면 큰일 난다고 생각해 우리 몸에서는 허리가 아프기 전에 먼저 다리가 저린 걸로 허리를 치료해 달라는 신호를 보내온 거지요. 다리 저린 게 좋아지니까, 제1 통증이 사라지니까 '호랑이 없는 계곡에 토끼가 왕 노릇' 하듯 다리가 워낙 저려, 무릎 아프고, 목 아픈 건 안중에도 없었는데, 이제 다리가 좋아지니까 무릎도 고쳐 달라, 목도 고쳐 달라 아우성치니까, 무릎도 아프고, 목도 아픈 거예요. 결국 어제부터 목이 뻣뻣해 고개를 전혀 못 움직이는 증상이 나타났다는 것 자체가 무릎이 좋아졌다는 걸 의미하는 거예요. 그럼 오늘부터는 목을 치료하면 된다는 거지요. 그렇게 되나, 안 되나 여러분들한테 확인시켜 드릴게요."

많은 분들이 지켜보는 가운데, 목을 전후좌우로 돌려 보게 했다. 인상을 잔뜩 찌푸리며 어떻게든 고개를 돌려 보려고 애쓰지만 힘든 표정이다.

"여러분, 제가 굳이 이분을 여러분 앞에 세워 놓고 '쇼(show)'하는 이유가 뭔지 아세요? 침 맞고 정말 좋아지는지, 아니면 똑같은지 확인시켜 드리려고 그래요. 주사 맞으면 금방 낫지만, 침은 시간이 지나야 낫는다고 오해하기 때문에 침 맞고 바로 좋아져도, 그게 침 맞아 좋아졌다고 생각하는 게 아니라, 나을 때가 되어서 좋아졌다고 생각하기 때문에 제가 일일이 확인시키고 보여 드리는 거예요."

손등에서 경추 7번에 해당하는 둘째손가락 손허리뼈와 셋째손가락 손허리뼈가 만나는 자리에 침을 놓았다. 발등에서는 충양혈이다.

"어때요?"
"똑같아요." 환자의 말이다.
"좀 좋아진 것 같네요. 침 맞기 전에는 전혀 돌리지도 못했는데, 지금은 좀 돌아가는 걸 보니……."
대기실에 앉아 있던 어르신들의 얘기다.
"그래요? 제가 더 좋아지게 해 볼게요."

장(양쪽 팔 안쪽에서 맥박이 뛰는 부위)과 허리(팔등 손목 근처에서 요골 부위), 무릎(왼쪽 새끼손가락 중간마디), 심장자리(왼 소부혈)에 침을 꽂았다.

"지금은 어때요?"

"조금 좋아졌어요." 환자의 말이다.

"많이 좋아졌네요." 옆에 앉아 있던 분의 얘기다.

그러자 여기저기에서 웃음이 터져 나왔다. 나도 씨익 웃으며, "아니, 똑같은 현상을 목격하고도 누구는 조금 좋아졌다고 하고, 누구는 많이 좋아졌다고 하는 이유가 뭐예요? 제가 굳이 많은 사람들이 지켜보는 가운데, 침을 놓는 이유를 이제 아시겠지요?"

"네, 원장님 용한 거 자랑하려고요."

옆에 앉아 있던 재진환자분이 거든다.

"물론 그렇기도 하지만, 물에 빠진 사람 건져 주고 보따리 내놓으라는 봉변은 당하지 말아야 하겠기에, 이분 말씀처럼 혹 떼러 왔다가 혹 더 붙인 격이란 소리는 듣지 말아야 하겠기에 그런 거예요. 내 떡보다 남의 떡이 더 커 보이기 때문이지요. 사람은 완전히 좋아지기 전까지는 절대 좋아졌다는 표현을 안 해요.

그래서 좀 더 객관적인 시각을 견지하기 위해 사람들이 많은 데에서 '쇼'를 하는 거예요. 또 남들이 좋아졌다는 말에 용기

를 얻으면 실제 더 좋아지는 게 우리 몸이기 때문이지요.[23]

이분의 고개가 안 돌아가는 걸 침 놓아 좋아지게 만들었는데, 어디를 치료했는지 아세요? 목을 치료하고, 무릎을 치료하고, 허리를 치료하고, 심장을 치료하고, 장을 치료했어요. 그 말은 왼쪽 무릎 아픈 것과 목 아픈 게 관계가 있다는 거예요. 여러분들이 한의원에 가서 침 맞으면 한의사마다 치료하는 자리가 제각각인데도, 목 아픈데 허리나, 무릎, 심장이나, 간을 치료해도 낫는 이유가 이것 때문에 그래요.[24]

그래서 무릎 아픈 사람, 특히나 무릎에 심하게 뜸을 뜨거나 수술을 해서 상처가 있는 사람, 또는 퇴행성 무릎관절염이라고 하는 병명을 앓고 계신 분들을 보고 제가 나중에 '중풍 올 것입니다' '목디스크 생길 것입니다' '허리디스크 올 것입니다' '무릎관절염이 중풍의 전조증상'이라고 떠드는 거예요. 생뚱맞게 무릎관절염, 허리디스크가 중풍과 무슨 상관이 있나 하시겠지만, 그게 상관이 있다고 떠드는 게 인체파동원리예요.

목은 심장에서 뇌로 피를 보내는 통로(도로)예요. 도로가 막히면

---

23) 피그말리온 효과.
24) 같은 병에 다른 곳을 치료한다는 동병이치(同病異治)다. 다른 병에 같은 곳을 치료한다는 이병동치(異病同治) 또한 균형을 알고 나면 이해가 쉽다.

물자 수송이 힘들어져요. 뇌의 이상을 예고하지요. 어깨는 머리와 균형을 이루는 자리예요. 어깨를 보면 머리처럼 둥글게 생겼잖아요. 둥글게 생긴 유방·무릎도 머리자리로서 머리와 균형을 이루는 곳이고, 머리를 보호하기 위해 존재해요. 이곳이 탈이 나면 다음에는 머리 차례예요. 무릎, 목, 어깨를 치료해야 뇌질환을 예방하고 지연할 수 있어요. 그렇기 때문에 오십견이 중풍의 전조증상이고, 구안와사를 제때 치료하지 않으면 나중에 뇌중풍이 오는 거예요.

마찬가지로 『동의보감』에 '손끝 발끝이 저리면 중풍전조증상'이라고 한 이유도 인체파동원리를 알면 다 이해가 되지요. 손끝 발끝이 모두 머리와 힘(에너지)의 균형을 이루는 시소의 반대편 자리로, 손이나 발에서 머리에 해당하는 파동자리이기 때문에 이곳의 문제는 곧 뇌의 문제로 직결이 되기 때문이에요. 그래서 중풍으로 쓰러지거나 의식이 없을 때 손끝 발끝을 따 주면 좋은 이유가 그래서 그래요.
물론 체했을 때도 따 주는데, 명치 끝 검상돌기가 곧 머리자리거든요. 그래서 체했을 때 머리도 아프고, 어지럽고, 토하는 거예요. 위장 앞에 위치한 검상돌기가 머리니까 머리를 치료해도 체기(滯氣)가 없어지는 거지요."

제6장

인체파동원리는 균형원리

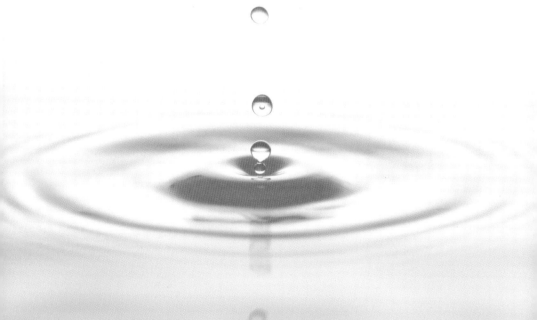

균형의 다른 이름, 파동

한 곳의 충격이 전체로 퍼진다

침이나 뜸을 놓을 때 가장 중요한 것이 혈자리를 찾는 것이다. 머리가 아프면 머리, 발목이 아프면 발목에 침을 놓으면 간단하지만, 전혀 다른 자리를 치료해서 아픈 곳을 치료하기는 쉽지 않다.
인체파동원리에서는 혈자리 찾는 것을 힘들어하지 않는다. 침구의학에서는 혈자리가 모두 365개라고 하지만, 인체파동원리에서는 인체 모든 곳이 혈자리다. 발목을 예로 들면 우리 몸을 쪼개고 쪼개 하나의 세포까지 쪼개면 그곳에도 발목에 해당하는 자리가 있기 때문이다.

점, 종기, 상처, 여드름, 티눈, 기미, 검버섯, 사마귀, 관절의 변형이 중요한 기준점이 된다.

이들은 모두 몸에서 일어난 파동(균형)의 흔적들이다. 이것을 보고 통증의 출발지가 어딘지를 알 수 있어 여기에 침을 놓기도 하고 다른 곳에 놓기도 한다. 처음 보면 너무 쉽게 꽂기 때문에 아무 데나 막 놓는 것 같은 생각이 든다.

인체파동원리는 인체를 잔잔한 연못으로 보면 이해가 쉽다. 연못에 돌멩이 한 개가 떨어지면 힘(에너지)의 균형을 이루기 위해 돌멩이가 떨어진 곳뿐만 아니라 연못 전체에도 물결이 퍼져 나간다는 것이다. 인체도 외부의 자극이 주어지면 다친 한 곳에만 충격이 가는 게 아니라, 힘(에너지)의 균형을 이루기 위해 전신으로 충격이 전해진다.

한 곳의 충격이 다른 곳으로 에너지(힘)가 전달되는 것, 균형을 설명하기 위한 단어를 찾다 보니 파동을 쓰게 된 것이다. 그렇게 균형을 맞춰 간다고 해서 인체파동원리라고 한다. 그렇다고 해서 우리 몸에서 에너지(힘)가 파동으로 전달된다는 얘기는 아니다. 우리 몸은 에너지 틀(에너지 장)에 의해 같은 에너지 시스템이 전신에 동시에 이루어지는 것이다.

의학을 전문적으로 배우지 않은 일반인이 중풍, 오십견이 뭔지 몰라도 지압만으로도 스스로 병을 고치거나 때론 치유하도록 도와준다.

연못에 파동이 쳐서 잠잠해지듯, 우리 몸에서 에너지의 전달(분산)을 통해 균형을 이루는 원리를 알기에 그런 일이 가능하다.

얼굴이나 코, 뼈마디도 하나의 몸이다. 몸 전체와 균형을 이루는 인체 축소판이다. 힘(에너지)의 균형을 이루기 위해 파동이 퍼져 나간 자리가 혈자리(파동자리, 균형자리, 진단자리, 치료자리, 대응자리, 허상의 통증자리, 제2통증자리)다. 그래서 하나의 질환을 치료하는 데 대체할 수 있는 자리가 너무 많다.
이 균형을 맞추는 도구가 침이 될 수 있고 지압이 될 수도 있다. 뜸이나 부항은 흉터를 남겨 또 다른 불균형을 인위적으로 야기하기 때문에 권하지 않는다.

침을 잘 놓았는지 여부를 현장에서 바로 확인할 수 있는 것도 장점이다. 효과가 바로 나타나기 때문이다.

시소 한쪽 끝을 내려 주면 반대편 끝이 올라오는 식이다. 균형을 맞춰 주기 때문에 즉각적이다. 파동원리를 아는 한의사가 침을 놓으면 그래서 시끄럽다. "어때요?" "괜찮아요. 신기하네요." 바로 그 효과를 확인할 수 있기 때문이다.

대칭(對稱)이란 한 모양이 한 점·직선·평면을 사이에 두고 같은 거리에 마주 놓여 있는 것을 말한다. 서로가 중심축을 기준으로 포개지는 성질을 말한다. 이것을 이해하면 파동(균형)자리는 자연스레 알 수 있다.

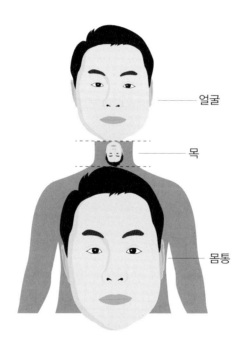

그림 6-1 얼굴, 목, 몸통에서의 파동자리

예를 들면 앞쪽 목에서는 가슴(쇄골) 쪽이 이마, 턱 아래쪽에 입이 위치해 얼굴과 포개진다. 머리카락이 있는 두침(頭

鍼)에서 등(척추라인)은 머리카락이 끝나는 뒤통수 부위를 경계로 척추(목과 등허리)와 포개진다. 그래서 뒤통수 부위가 경추이고, 앞쪽 이마 쪽이 꼬리뼈에 해당한다.

물론 정수리를 경계로 앞머리와 뒤통수가 구분된다. 몸 하나가 새로 만들어진다. 정수리에 위치한 백회혈이 경계인 꼬리뼈에 해당한다. 그래서 머리카락이 시작하는 이마 쪽이 머리 전체를 한 몸으로 봤을 때 꼬리뼈가 되지만, 앞머리를 한 몸으로 봤을 때 경추도 된다.

소부(少府)혈을 예로 들면 왼손은 심장(폐), 오른손은 폐(간)다. 노궁혈은 왼손은 폐(간), 오른손은 심장(폐)이다. 인체파 동원리로 보면 왼 손바닥의 소부혈은 오른 손바닥의 노궁혈과 같은 자리임을 알 수 있다.

그래서 혈자리를 외울 필요가 없다.

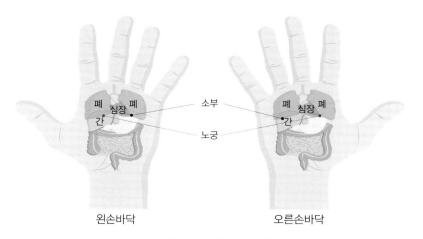

그림 6-2 소부혈과 노궁혈

여기서 제일 중요한 것은 대응자리만을 치료하는 게 아니라는 거다. 입이 불편하다고 입자리만 치료하는 게 아니다. 입과 균형을 이루는 곳이 우리 몸에서 어딜까 곰곰이 생각해서 치료해야 한다. 시소 한쪽의 불균형을 맞추기 위해 반대편을 다스린다.

예를 들면 발바닥은 발목을 경계로 종아리와 힘(에너지)의 균형을 이루고 있다. 발등은 정강이와 균형을 이루고 있다. 허벅지 뒤쪽은 아랫배(장)와 균형을 이루고 있고, 허벅지 앞쪽은 척추(등허리)와 균형을 이룬다. 서로 같은 면이기 때문이다.

그래서 발바닥이 아프면 종아리를 지압해서 풀어 주면 된다.

종아리가 아픈 사람은 복부(장)가 약하다. 균형을 이루고 있기 때문이다.

왼쪽 뒷다리가 당길 때에는 왼팔 안쪽 손목 근처에서 맥이 뛰는, 한의사가 진맥을 하는 곳을 지압하면 좋아진다. 왼쪽 아랫배, 곧 하행결장에 해당한다.

오른쪽 뒷다리가 당기면 오른팔 안쪽에서 맥이 뛰는 곳을 지압한다. 열결(列缺)혈 안쪽에 해당한다. 오른쪽 아랫배, 곧 상행결장에 해당하는 곳이다.

또한 장과 허리는 전후 균형을 이루고 있기 때문에 장이 약하면 허리도 아프다. 허리디스크를 고치려면 장을 치료해야 하는 이유다.

또한 장은 장요근으로 위장과 연결되어 있다. 파동(균형, 시소)의 저쪽 끝에 해당한다. 위장이 긴장하면 장도 당겨 허리가 아파 온다. 허리가 아프면 위장을 치료해야 하는 까닭이다.

파동의 중심, 진원지인 변비 7번 자리

변비 7번 자리로 고혈압, 당뇨병도 치료

변비 7번 자리만 알아도 수많은 병을 치유할 수 있다.

박종부 선생이 카페에서 변비에 좋은 지압자리를 임의로 1번에서 7번까지 숫자를 매겼다.

변비 1번은 직장과 에스상결장, 변비 2번은 하행결장의 끝, 변비 3번은 하행결장의 중간, 변비 4번은 횡행결장과 하행결장이 만나 꺾이는 지점, 변비 5번은 횡행결장과 상행결장이 만나 꺾이는 지점, 변비 6번은 상행결장의 중간이다. 변비 7번 자리는 사람마다 달라질 수 있지만, 중앙 부위로서 위장자리다.

우리 몸에는 팔에 있는 변비 7번 자리와 같은 효과를 내는 변비 7번 자리가 무수히 많다. 종아리의 중심이 변비 7번 자리다. 하나의 몸에서 파동이 일어나는 중심이다.

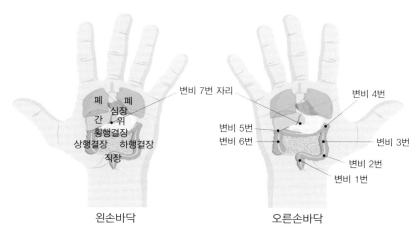

폐 폐
심장
간 · 위
횡행결장
상행결장 하행결장
직장

변비 7번 자리

변비 4번

변비 5번
변비 6번

변비 3번

변비 2번
변비 1번

왼손바닥

오른손바닥

그림 6-3 변비 7번 자리

변비 7번 자리는 모든 파동의 근원지인 중심이다. 신장 위에 붙은 부신, 명치끝(검상돌기)에 대응하는 곳이다. 변비 7번 자리는 위장으로 이해하면 쉽다. 위장은 몸통에서 상하, 좌우가 만나는 교차점으로 중심에 해당한다. 음식물의 통로인 입(입구)과 항문(출구)의 중앙이면서 상행결장과 간, 하행결장과 췌장, 비장이 횡행결장을 통해 위장과 교차한다. 위장 앞뒤로 검상돌기와 간, 신장, 췌장이 위치한다.

위장만 편해지는 게 아니라, 심장도 편해지고 머리도 맑아지고 발끝도 좋아지는 것이다.

때문에 변비 7번 자리는 헛배가 부르고 가스가 찬 경우, 식체, 소화불량, 두통, 항강, 어지럼증, 딸꾹질, 오십견, 만성

피로, 숙취 해소, 변비, 설사, 부종, 비만, 요통, 고혈압, 당뇨병, 심근경색, 신부전증, 중풍 등 만병(萬病)을 치료하는 자리다.

음식물이 입에 들어오면 입과 식도를 거치는 과정에서 음식물에 대한 정보를 분석한다. 이를 바탕으로 위장에 들어왔을 때 음식물이 상했다고 판단되면 즉각적으로 몸 밖으로 배출하려고 용을 쓴다.

위장에서 직장까지 최소 8~10미터가 되는데 찬물을 마시자마자 바로 설사가 나오는 이유가 뭘까?

음식을 먹으면 제일 먼저 입에서 혀와 침을 통해 정보를 분석하고 판단한다. 입뿐만 아니라 식도에서도 꼼꼼히 분석한다. 식도가 긴 이유다.

여기서 문제가 있다고 판단하면 위장에 도달하자마자 즉각적으로 반응한다. 토하거나 설사를 한다. 입과 위장의 입구(분문)가 정보를 분석하는 한 몸의 시작과 끝이라면, 위장과 항문이 에너지를 흡수하는 한 몸의 시작과 끝이기 때문에 가능한 일이다.

배출해야 한다는 명령이 떨어지면 위장의 출구인 유문이 열리면서 동시다발적으로 소장의 끝인 맹장, 상행결장, 하행결장, 직장이 연쇄적으로 열리게 된다. 한 몸(마디)의 에너지 틀이 바뀌면 동시다발적으로 전신의 에너지 틀이 바뀌는 식이다.

변비 1~6번 자리는 대장의 문제인 변비나 설사를 다스리기 위해 직장을 시작으로 대장 전체를 치료점으로 잡아 치료하는 것이다. 하지만 대장을 치료해도 효과가 잘 나타나지 않으면 변비 7번을 치료점으로 삼는다. 이곳은 위장 자리로 신장, 간, 췌장 등 원인이 되는 여러 기관을 동시에 치료할 수 있는 자리다.

변비 7번 자리는 에너지 흡수 체계의 종착지인 대장의 문제인 변비나 설사를 다스리기 위해 반대편 끝(에너지 흡수 체계의 출발점)인 위장을 다스려 풀어 주는 방식이다. 결국 인체파동원리에서 제일 아픈 곳(A)의 치료자리는 한 몸(마디, 구조)에서 반대편 끝(C)이다.

머리 아프면 손끝, 발끝만을 자극해도 좋아지는 이유가 여기에 있다. 또 파동은 중심(B)에서 만난다. 중심(B)이 이쪽 끝(A)과 중심(B), 저쪽의 끝(C)과 중심(B)에서 각각의 끝이기도 하기 때문이다.

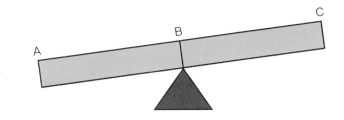

그림 6-4 균형원리는 시소원리

평소에 변비 7번 자리만 잘 자극해도 위장 때문에 척추에 이
상이 생기는 허리 통증을 예방할 수 있으며, 허리가 아파 움
직이지 못하는 경우에도 위장을 다스려 효과를 볼 수 있는
좋은 치료자리다.

오작동의 해결책, 힘을 빼라!
시소의 반대편을 다스려라!

사람은 왜 현실에 만족하지 못하고 더 가지려고 하고 더 높은 곳에 오르려고 하고 더 오래 살고 싶어 할까.

어떤 일이 잘 안 되는 이유는 용을 쓰기 때문이다. 너무 잘 하려고 욕심을 부린 탓이다. 하려고 노력하는 마음, 곧 오작동의 마음을 내려놓으면 된다.

권투를 할 때 주먹에 힘을 꽉 주고 때리면 움직이면서 피하는 상대를 제대로 가격할 수 없다. 적당히 힘을 빼고 때려야 맞출 수 있다. 수영할 때도 어깨에 힘을 빼면 물 위에 뜬다. 골프를 칠 때에도 어깨의 힘을 빼고 허리의 회전력을 이용해 헤드의 무게로 채를 땅에 떨어트려 원심력을 이용하면 제대로 그리고 멀리 공을 날릴 수 있다. 억지로 용을 쓰지 말고, 서서히 부드럽게 해야 한다.

빨리, 많이 보다는 천천히, 조금이 해결책이다.

뇌가 정상으로 돌리기 위해 아픈 곳으로 필요한 양보다 더 많은 에너지(힘, 치료 물질)를 '빨리빨리' 보내려고 용을 써서 치료가 될 것도 안 된다. 오작동을 치료하는 방법은 어깨의 힘을 빼는 거다.

아픈 곳으로 치료 물질(에너지, 힘)을 빨리 많이만 보내면 되는 줄 착각하는, 곧 오작동하는 뇌를 속여 다른 곳으로 용을 쓰게(오작동하게) 해서 치료하는 원리가 인체파동원리이다.

우리 몸은 뼈 하나, 세포 하나에도 인체가 축소되어 있다. 손발, 팔다리의 모양이 전신의 모양과 달라도 사람의 모양을 만드는 똑같은 에너지 모양, 곧 에너지 틀(에너지 장)이 복제되어 있다. 뇌는 이 한 곳과 전신을 똑같이 인지한다. 에너지(힘)의 균형을 통해서다. 한 곳의 에너지 모양, 곧 에너지 틀(에너지 장)의 모양을 바꾸면 전신이 똑같은 에너지 모양으로 바뀐다.

피부에 동그라미만 그려도, 테이프만 붙여도 한 곳의 에너지 틀의 모양을 바꾸므로 전신도 똑같이 새로운 에너지 틀의 모양으로 바뀌어 균형을 이룬다.

인체파동원리는 균형원리다. 시소원리다. 시소의 한쪽 끝의 문제를 시소의 반대편 끝을 다스려 치료한다.

우리 몸은 좌우 균형을 이루고 있다. 왼쪽이 긴장이면 오른쪽은 이완이다. 전후도 마찬가지다. 앞쪽이 긴장이면 뒤쪽은 이완이다. 안과 밖도 똑같다. 밖이 긴장이면 안은 이완이다. 예를 들어 표피층이 긴장이면 진피층은 이완 상태를 이뤄 몸의 균형을 이루고 있다. 이런 몸의 긴장과 이완을 이용해 치료한다.

왼쪽 어깨가 너무 아프다. 이곳은 긴장이다. 주먹으로 반대편 어깨에 충격을 줘서 이완을 긴장으로 만들면 왼쪽 어깨는 긴장에서 이완으로 바뀐다. 오른쪽으로 몸이 휘었다. 이곳이 긴장이다. 반대편인 왼쪽은 이완이다. 이완된 왼쪽에 충격을 주면 긴장으로 바뀐다. 오른쪽은 긴장에서 이완으로 바뀌어 몸의 균형이 맞춰진다.

인체파동원리의 치료는 이렇게 균형을 이용해 이완 상태를 긴장 상태로 만들어 치료한다.

기치료나 향기치료는 아픈 곳을 직접 자극해서 치료하는 방법이지만, 피부 안쪽의 긴장한 부위를 이완시켜 주면 피부는 이완에서 긴장으로 바뀌어 치료되는 원리다. 음식을 삼키지 못하는 연하 장애 환자에게 향불을 피워 직접 마비된 목과 식도, 위장 부위를 자극해 몸 속 깊은 곳의 긴장 상태를 이완 상태로 만들어 낫게 하는 원리이기도 하다.

우리 몸을 '갇힌(닫힌) 웅덩이'로 가정한다면, 몸에 가해진 충격이 몸 구석구석으로 파동 쳐서 빠져나가지 못하기 때문에 통증이 생긴다. 침은 이런 갇힌 웅덩이를 물꼬가 트인 열린 웅덩이로 만들어 주므로 파동이 빠져나가게 되어 치료가 된다. 침이 낫게 하는 원리다. 밋밋한 침관을 쓰는 것보다 스프링 모양의 침을 쓰는 게 더 효과가 크다. 기치료나 향기 치료로 아픈 곳을 풀어 주는 것도 이런 원리다.
아무리 침이나 지압으로 육체를 치료해도 정신이 거부하면 치료가 힘들다. 마음을 어떻게 먹느냐에 따라 치료 효과도 하늘과 땅 차이다.

낫겠다는 의지가 없으면, 치료를 거부하면 명의도 무용지물이다.

치료 효과를 내려면 환자는 우선 열린 마음을 가져야 한다.

의사를 믿고 신뢰해야 한다.

의사는 환자와 보호자로부터 마음을 얻는 것, 환심을 사는 게 보잘 것 없는 게 아니라 제일 중요한 것이란 걸 인식해야 한다.

인체파동원리에서 얘기하는 것은 사물을 보고 판단할 때 무조건 받아들이지 말고, 왜 그런지 고민하라는 것이다.

"어디에 놓아야 하지?" 하기 때문에 답이 안 나온다. "허리 아픈 게 어디가 원인이 되어 통증이 생길까?" 고민하지 않기 때문이다. 허리 통증, 허리디스크, 척추관협착증이란 병명에만 집착해서는 안 된다.
예를 들어 허리 아픈 환자가 왔다. 오른쪽 새끼손가락 끝마디에 사마귀가 있다. 파동원리로 보면 오른쪽 발목에 해당한다. 이런 경우 사마귀에 침을 놓은 다음, 환자에게 걸어 보게 하거나 허리를 구부렸다 펴 보게 하면 허리가 훨씬 편해진다. 새끼손가락의 사마귀뿐만 아니라 오른쪽 발목에 해당하는 파동(균형, 대응)자리를 자극해도 똑같은 효과를 낼 수 있다. 이 환자의 진단은 오른쪽 발목이 원인이 되어 허리가 아픈 경우다.

"치료가 되면 왜 되고, 안 되면 왜 안 되는지, 아픈 원인이 어디에
서 오는지, 그 이유를, 원리를 아는 게 중요하다."

추천사

남창규 박사는 인체파동의학의 대가다. 인체파동원리가 드디어 책으로 발간됨을 축하드린다. 파동원리를 잘 모르지만, 수많은 한의사가 사용하면서 효과를 보고 있다는 것은 그만한 이유가 있을 터. 이 책을 계기로 활발한 논의와 연구가 이루어져 인체파동원리가 질병에 대항하는 또 하나의 귀한 치료법이 되기를 희망한다.

전 동신대학교 순천한방병원장
현 순천 천지인한의원 한의학 박사 **홍석**

전공의 시절, 같은 과 동료이자 신앙의 동역자였던 남창규 박사가 인체파동원리와 관련한 책을 썼다는 소식에 감사의 마음이 먼저 앞선다. 이 책이 많은 사람들에게 건강을 위한 좋은 길라잡이 역할을 했으면 하는 바람이다. 친구, 애썼네!

대전대학교 천안한방병원장
대전대학교 한의과대학 교수 한의학 박사 **김윤식**

244

전공의 동기로 지내며 겪어 본 남 박사는 모든 일에 솔선수범하며 남다른 길을 먼저 가는 인상을 받았는데 학문에서도 예외가 아닌 듯하다. 한의학의 영역을 넓히는 새로운 길이 될 수 있기를 바라며 축하의 인사를 보낸다.

전 동신대학교 광주한방병원장
동신대학교 한의과대학 교수 한의학 박사 **최진봉**

남창규 박사는 인간적으로 참 좋은 친구이자 한의사다. 내가 군대를 제대하고 복학해서 처음 만나 지금까지 인간적인 관계를 유지해 온 형 같은 아우다. 간장 종지 만한 해맑은 큰 눈은 모든 사람을 무장해제시키는 신비로운 힘이 있다. 인체파동원리를 잘 알지 못하지만 남 박사가 문전성시를 이루는 데에는 그만한 까닭이 있을 터. 나도 이번 기회에 인체파동원리를 공부해 보고 싶다. 이 책의 출간을 통하여 임상 현장에서 연간 수만여 명의 환자를 진료해 내면서 사용한 인체파동의학이 질병에 신음(呻吟)하는 환자들에게 전해지길 바란다.

이광연한의원 대표원장
한의학 박사/의학 박사 **이광연**

이 책을 읽고 그 안에 일관되게 자리 잡고 있는 '심의(心醫)'의 모습을 보았다면, "참, 책을 잘 읽으셨네요!"라는 말을 해 드리고 싶다.

'심의'는, 질병으로 인한 걱정과 불안과 혼란과 두려움에 빠져 최대한 확장되어진 고통을 받고 있는 환자와 가장 먼저 소통하고 공감하고 배려하고 위로하여, 마음의 위안과 믿음과 안정과 평안을 얻게 해 주는 의사다. 그에 따라 치료 과정에서 두려움과 불안감이 사라져 치료 효과가 극대화되고 치료 과정도 최대한 짧아진다.

사적으론, 1987년 동국대 한의예과에서 처음 만나 친한 친구의 연을 맺었을 때부터 느꼈던 따뜻한 인정이 변함없이 책 속에서 묻어나와 더욱 좋았다.

책을 읽다 보면 마치 구도를 위해 길을 떠났다가 다시 제자리로 돌아온 도인(道人)의 모습이 드러난다.

무언가 부족함을 느낀 이 자리에서 완전함을 찾기 위해 어딘가로 떠났다가 다시 돌아오니, 이미 이 자리가 완전한 자리였음을 깨닫게 되는 모습이다. 얻은 것은 방랑의 과정에서 성숙된 시야였던 것이다.

파동이라 표현하는 이론은 이미 한의학의 내용 속에 들어 있다. 다른 용어를 이용하여 다르게 표현했을 뿐. 하지만 물결이 퍼져 가는 파동이라는 표현이 일반인들에게 더 공감이 가고, 한의학을 이해하는 데 도움을 줄 수 있을 것이다. 남 교수가 한의학의 현대적인 해석에 많은 기여를 하리라 믿는다.

생일체질한의원장 한의학 박사 **이주연**

후한서(後漢書)에 '의자(醫者)는 의(意)'라고 했다. '의(意)'란 원리를 체득한 후에 자유자재로 임의용지(任意用地)함을 일컫는다. 진료하면서 가장 난감한 일은, 동일한 증상(질병)인데 어떤 경우는 치료가 되고 어떤 경우는 치료되지 않는 게 다반사라는 것이다. 도대체 원인은 무엇일까? 그 의문에 대한 목마름으로 박종부 선생님을 만나 지금도 가르침을 받고 있다.

인체는 소우주이다. 우주와 같은 에너지 체계 안에서 인간은 우주와 공명(共鳴) 관계에 있기 때문이다.

인체 안에서도 반복적으로 에너지 장이 확장과 압축으로 표현되고 있다. 인체는 머리부터 발끝까지 통합체로서 긴장과 이완으로 균형을 잡고 있다.

인체의 대사는 결국 오작동의 범위를 극복하지 못하기 때문에 병들고 죽는다. 원리를 이해하고 질병의 인과(因果) 관계를 파악해야 진정한 의사가 될 수 있다.

나의 수련 과정은 지난(至難)했다. 박종부 선생님 제자 중 가장 많은 환자를 진료하는 남창규 원장을 만나고 싶었다. 지난 겨울 한의원을 휴진하고 남창규한의원에 가서 진료를 참관했다. 가벼운 증상의 환자부터 양방병원에서 손을 놓은 중환자들까지 다양하고 남녀노소 수많은 환자들로 붐볐다. 하나같이 환자분들은 남 박사를 신뢰하고 의지하고 있었다. 환자 본인도 자신이 왜 병이 들었는지 대략적으로 이해하고 있었다. 내게는 참된 의사의 표상이란 느낌이 강하게 각인되었다.

하나의 원리에서 수만 가지 경우의 수가 파생되고 사람 또한 형상이 천차만별이므로 정형화된 책자로 인체파동원리를 완벽하게 표현하기에는 한계가 있다.

그래서 인체파동원리를 공부한 어느 누구도 서적 발간에 엄두도 내지 못하고 있었지만, 남 박사에 의해 입문 15년 만에 임상과 공부의 결과물이 인체파동원리 책으로 드디어 출간되었다.

남 박사의 저서는 어떤 이유로 발병하고 치병을 위해 어떻게 해야 하는지, 의사와 환자 모두에게 지침서가 되리라 확신한다.

그리고 집필 과정을 통해 남 박사는 '의자(醫者)는 의(意)'라는 경지에 더욱 근접해 있으리라 믿어 의심치 않는다. 그동안의 노고에 갈채를 보낸다.

전 소람한방병원 소화기암 센터장
목포 하당우리한의원장 한의학 박사 **신재성**

인체파동원리를 접한 지 12년이 지난 지금도 충분히 알지 못하지만, 그럼에도 불구하고 이를 가지고 환자를 치료할 때, 그 효과가 다른 치료법보다 월등했다.

15년간 치열한 임상 현장에서 갈고 닦으며 깨우쳐 온 한의학 박사 남창규 원장님의 인체파동원리 책이 발간된다는 사실은 그 점에서 참 반갑다.

그동안 관심이 있으나, 여러 사정으로 접하지 못한 임상가들에게도 큰 단비가 된 것으로 여겨진다.

일반인들도 이 책을 가까이 하여 자신과 가족들의 건강을 손쉽게 도울 수 있는 훌륭한 기회가 되길 바란다.

뉴질랜드 오클랜드 선금수한의원 원장 **선금수**

남창규 박사가 쓴

인체파동원리

원 리 편

ⓒ 남창규, 2018

초판 1쇄 발행 2018년 11월 24일
  5쇄 발행 2023년 10월 5일

지은이   남창규
그림   김하림
펴낸이   이기봉
편집   좋은땅 편집팀
펴낸곳   도서출판 좋은땅
주소   서울특별시 마포구 양화로12길 26 지월드빌딩 (서교동 395-7)
전화   02)374-8616~7
팩스   02)374-8614
이메일   gworldbook@naver.com
홈페이지 www.g-world.co.kr

ISBN   979-11-6222-834-0 (04510)
ISBN   979-11-6222-833-3 (세트)